医学部に行きたいあなた、医学生のあなた、そしてその親が読むべき勉強の方法

岩田健太郎

中外医学社

医学部に行きたいあなた、医学生のあなた、
そしてその親が読むべき勉強の方法

はじめに

本書は将来医学部に進学したいと思っている中学生や高校生、現在の医学生、そしてその親を想定読者にした「勉強の方法」をまとめたものである。

とはいえ、医学部に行きたくないと思っている人、すでに医者になった人が読んでも本書は役に立つ。もっとも、役に立つけれども、中には不快に感じ、憤慨する人もいるかもしれない。

なぜならば、本書は現状の全否定だからだ。

では、なぜ全否定なのか。現状にどんな問題があるのか。新しいパラダイムは存在するのか。具体的にどうすればよいのか。

それをまとめたのが本書である。

本書は「勉強の方法」を論ずる本だ。「受験を突破する方法」ではないことに注意しよう。

受験を突破するのはみなさんの目標ではない。もちろん、医者になりたければ医学部に入学する以外に方法はない。しかし、医学部入学は「前提」であり「手段」であり、決して「目的」ではない。医学部卒業すら「目的」ではない。医師国家試験に合格して医師資格を得ることも「目的」ではない。そこはまだスタートラインですら、ない。

問題は、その後だ。

受験勉強に疲れはて、医学生になってから勉強を止めてしまう人は多い。医者になってからもほとんど勉強しない場合も多い。ベテラン・ドクターになると、きちんと勉強している方のほうが少数派になる。

これではいけない。医者は一生勉強し続けなければならない存在だ。一生勉強し続ける覚悟のない者は、医者になるべきではない。もちろん、勉強しない医者は日本にたくさんいるが、現状維持を許容してはいけない。

では、なぜ現在の医学生や医者の多くは勉強しないのか。なぜ、彼らは（本当は）勉強しなくてはならないのか。そして、どうやったら勉強できるようになるのか。

それを説明するのが本書の目的である。

だから、本書は決して「医学部受験突破法」ではない。とはいえ、そういう受験突破のための「傾向と対策」を知りたい読者であっても本書は決してムダにはならないはずだ。悪いことは言わないから、ぜひ一度読んでみてほしい。そのうえで、ご批判やご意見は甘んじて受ける。

CONTENTS

なぜ今、医学部なのか

医学部の人気がすさまじいという。少子化で定員割れを起こしている学部も少なくない中、医学部は医師不足や医療崩壊対策で定員増、にもかかわらず倍率は高く狭き門なのだそうだ。

ぼくが大学に入った1990年には医学部の人気はそれほど高くはなかった。ぼくは第二次ベビーブーマー世代で、「受験地獄」という呼称があったくらい、大学受験というイベントが過熱していた頃だった。当時はまだバブル経済まっただ中。一流大学に入学して、一流企業に入り、年功序列で出世して、終身雇用は当たり前、という夢を描けた時代だった。ポストモダンとかニュー・アカデミズムといった流行語があり、文系の人気が高かった。面倒くさくて実社会で役に立たなそうな数学とか物理学とか化学とかは敬遠され、理科離れが進んでいた。医学部は当時も偏差値が高かったが、逆に言えば医学部を狙わなければ、より有名大学に入学できるわけで、ぼくも医学部志望しますと担任に言ったら、同じ偏差値のもっと有名な大学を狙えと言われた。要するに学部なんてどうでもいいから、有名大学に入れ、という話だったわけだ。そして大学入学後は「レジャーランド」で遊びまくり、就職活動は楽勝という今から考えると信じられないようなお気楽な時代だった。

しかし、バブルは崩壊し、日本は超長期的な低成長時代に入る。成績優秀で東京の有名私立大学に進学したぼくの先輩は、大手証券会社に就職してウハウハだったが、今その証券会社は存在しない（つぶれたのだ）。就職難で、有名大学に入学しても将来は保証されない。終身雇用も崩壊した。そもそも、少子化で有名大学のブランド価値は下がっていき、先輩たちからは「うちの学生はバカになった」と揶揄される。

もはや大学入学はなにをも担保しない。ならば、資格だ、医学部＝医師資格だ、と医学部ブームになったのだそうだ。

そのせいか、ぼくは最近、塾や予備校などから取材を受けることが多くなった。どうやったら医学部に行けるか、どうやったら医者になれるか、医学部志望の高校生にメッセージをひとつ、というわけだ。

しかし、だ。「今、ブーム」な業界に安易に手を出すのは危険である。マネーゲーム全盛期に金融業に入っていったバブル組がどうなったか。かつて人気のあった歯科領域は、人が余っていて経営難に陥る開業医が少なくない。ロースクールを作って司法試験の合格者を増やして、と注目された弁護士も人が余って年収が減少傾向だという。ひとはすぐ「現状の分析と対策」をしたがるが、大切なのは将来の展望だ。

医療は「ひと」を相手に行う営為だが、その日本人の人口はどんどん減っている。医療界のマーケットは減少し続けているのだ。「今」は医学界は華やいで見えるかもしれない。しかし、このマーケットは確実にシュリンク（縮小）する。これから医学部に入学する若者たちの未来が明るいものである保証はどこにもない。

みなさんが医者を目指すのは構わない。しかし、「現状の傾向と分析」を根拠に親や学校や予備校に薦められて、とくに医学や医療に関心もないのに医学部に進学するのは止めたほうがよい。本書を読むのが親や教員ならば、「現在の状況」を根拠に若者に危険なギャンブルをさせるのはやめてほしい。かつて、バブル時代に「なんでもいいから有名大学」に誘った（いざなった）親や教員たちが犯した間違いを繰り返さないでほしい。

それでも医学部に進学したいあなた。ぼくらはあなたたちを歓迎する。しかし、もし医学部に行きたいのであれば、ぜひ本書の「勉強の方法」を学んでほしい。それはおそらく、今までだれも勧めたことがなかったような「方法」であろう。しかし、これから医者になるあなたが「医者になった後に」生き延びていくために、最適だとぼくが信じる「方法」でもある。

しかし、本論にうつる前に、まず医療界の「現状の問題点」を指摘しておきたい。最初は医者の知性の問題だ。

医者は実は頭がよくない？

以前から漠然と思っていたのだが、**医者は「案外」頭がよくないのではないか。** このような（やや過激に聞こえかねない）命題を本書の冒頭にあげるとしよう。

「そんなわけがあるか。医者は頭がいいに決まっているではないか。いい加減なことを言うな」こういう話をすると、必ずこんな反論が返ってくる。医者の中にも、そう反論してくる方は多い。自分の沽券にかかわる問題でもあるし、まあ、当然と言えば当然かもしれない。

しかし、「知的な態度」とは前提を疑い、臆見を廃し、何事もゼロベースで検討、吟味する態度のことである。そのような検討、吟味を放棄して「そんなわけがあるか」と全否定してしまった時点で、知的な営為を放棄していることに気づかなければならない。語るに落ちたとはこのことだ。

だから「医者って『案外』頭悪いのかもしれないよ」という命題が出されたら、すかさず全否定するのではなく、かといって、すぐに賛同したりもせず、

「それってどういう意味だろうか」

と首を傾げて考えるのが、本当に知的な態度なのである。

では、なぜぼくが、医者は「案外」頭がよくないと考えるのか。その根拠をひとつずつ、検討してみたい。

医者の「頭の悪さ」に関する検証は本来、頭がよいと信じられてきた集団の「意外な頭の悪さ」に関する検証でもある。それは一般化可能で、要するに「日本人が信じてきた『頭のよさ』の基準」に対する異議申し立てである。「一般化」については本書で詳しく説明するが、ぼくの説明する医者の「頭の悪さ」は、日本社会に通底する「頭の悪さ」に「一般化」可能なのだ。

それは、我々が信じ込んできた（ビジネス本やハウツウ本にありがちな）「頭がよくなる方法」「これが正しい勉強法」といった通俗的なハウツウ、に対する異議申し立てとほぼ同義である。

我々が「こうやったら頭がよくなる」と口にするときのそのゴールが、そもそも間違っている可

能性を、ぼくはここで指摘したいのである。

能力は努力なしでは劣化する

医者が「案外」頭が悪いとぼくが考える理由はいくつかある。そのうち、第一の理由は非常にシンプルである。

つまり、**「単純に、勉強不足だから」**である。

もともと日本の大学生は勉強しないと言われる。東京大学 大学経営政策研究センター（CRUMP）の報告によると、日本の大学生の学習時間は授業も含めて1日あたり3・5時間しかない。これは小学生や中学生のときよりも短い。週あたりの「授業に関連する学習時間」もアメリカよりずっと短く、多くは週5時間以下で、まったく勉強しない学生も1割近くいる。アメリカの学生の1割近くが週26時間以上勉強しているのとは大きな違いだ（http://toyokeizai.net/articles/-/13446?page=3）。

医学生の場合は平均的な大学生よりは勉強時間は長いかもしれないが、それでも国際的に見るとずっと勉強量は少ないと思う。

ぼくはアメリカで5年間研修医をしていたが、アメリカでは「たすきがけ」で教育するので、研修医は医学生を指導する義務がある。教えることで、学ぶわけだ。

その間、コロンビア大学とアルバート・アインシュタイン大学の学生を教えていた。どちらの学生も非常に勉強熱心だった。

いや、アメリカだけではない。ぼくは医学部2年目でイギリスに留学した。まあ、ほとんど語学留学だったが、その間マンチェスター大学医学部の聴講生もしていた。やはり医学生たちは一所懸命勉強しており、その一所懸命度は日本のそれとは全然違うものだった。ペルー、カンボジア、タイなどいろんな国の医学生を見てきたが、ダントツで勉強しないのは日本の医学生だ。ぼくは全国の医学部すべてを網羅的に観察してきたわけではないけれども、おそらくどの医学部の医学生も国際的な見地からは「勉強していない」人が多い。

ほとんどの医者の知性は、才能と努力の融合からできている。他の人たちの知性がたいていは、才能と努力の融合からできているように。

多くの医者は、おそらくは生まれ持った能力において優れている。努力においても、たいていの医者は努力家であった。

ただし、「だった」とここは過去形で言わねばなるまい。努力が顕著なのは大学（医学部）入学までなのだ。

一般論として、医学部を目指す者の大学に入学するまでの勉強量は半端ではない。尋常ではない、とすら言える。

もちろん、医者といってもいろいろな人がいるから、過度の一般化はできない。才能の欠如を努力で凌駕したとか、超人的な才能の持ち主で努力は皆無だったとか、あるいは才能と努力の欠如を驚異的な強運で克服した、という人もいるかもしれない。
しかし、多くの場合、医学生は才能と努力（そして両者を育む環境）の両者を最大限に活用し、偏差値の高い医学部受験を突破してきたのである。

ただし、その努力は受験が終わるまでの話だ。なるほど、医学部においてもある程度の勉強量は必要だ（とくに医師国家試験前）。医者になってもそれなりの勉強はするかもしれない。

しかし、いずれにしても大多数の医者の努力の「ピーク」は大学受験時までである。高校時代以上に勉強している医学生を見ることはほとんどない。高校時代よりも大学時代、大学時代よりも医者になってからのほうが努力量は増えた、という医者は稀有だ。

誤解してはならないが、この努力というのはあくまでも「勉強に対する」努力である。就職活動やらサークル活動やらボランティア活動やら、努力する大学生はたくさんいる。就職後の人生だって努力が必要なことは多い。医者の業務もしばしば激務だから、医者が努力していない、と言われれば「そんなことはない」という反論もあろう。

しかし、ぼくが言うのはあくまでも勉強努力であって他の努力の話ではない。大学受験時代と同等、あるいはそれ以上の勉強をやっているかと問われれば、ほとんどの人は「ノー」と言うだろう。大学受験時代ほどでなくても、それなりに勉強を続けているかと問われても、やはり「ノー」という答えが返ってくる場合が多いだろう。

どの領域であっても、能力の維持や向上には努力が必要だ。スポーツの世界でも、音楽の世界でも、その他どのような領域であっても、トップレベルで活躍する人たちは、その活躍にふさわしい努力を重ねている。

努力を止めてしまえば、能力は衰えていく。過去にどんな成功や栄誉を勝ち得た者であっても、努力し続けなければ現在の活躍は保証されない。弛まぬ努力はパフォーマンスの必須条件だ。

しかし、勉学の世界では大学入学の時点でその人物の能力（知性）の査定が終了してしまう。日本では、ある人物の頭脳の能力査定は大学入学時になされてしまい、そこで将来長きに渡る頭脳能力を担保してしまった「かのような」錯覚が起きてしまう。

それはもちろん、錯覚である。高校野球で大活躍する「怪物」級の選手がプロの世界で活躍できるか。できることもあれば、できないこともあるだろう。しかし、高校時代の努力や活躍はプロになってからの（プロになれれば、の話だが）活躍を保証しない。プロの世界では「高校時代の栄光」などなんの役にも立たず、そんなものは査定項目には入らない。役に立つのは「今、ここ」での活躍の有無だけだ。なまじ高校時代に活躍してしまい、その後のパフォーマンスがぱっとしなければむしろ嘲笑の対象にすらなりかねない。

スポーツの世界、音楽の世界、その他の芸術の世界。能力が顕在化される領域では「今、ここ」の活躍だけが査定の条件だ。過去の記録は関係ない。

しかし、勉学の世界ではそのような「今、ここ」の能力査定はもう行われない。少なくとも、大学受験のような厳しい査定は行われない。そして、そのことにあぐらをかいて、多くの優秀な大学生が勉強を止めてしまう。勉強を止めてしまうから、その能力は衰えていく。当たり前の話だ。

ぼくは「医者は案外頭がよくない」と述べた。「案外」というのは、一般に信じられているよりも、という意味だ。医者の頭脳はそれでも、それなりに優秀だ。しかし、大学入学時に査定された能力が維持されているという保証はなく、ぼくの観察するところ、たいていの医学生、医者の「頭のよさ」はゆるやかに劣化していく。

英語力のない日本の医学生

非常にわかりやすい例は「英語力」である。

ぼくの教室にはしばしば海外の医学生が研修にやってくる。そのときの教育回診、カンファレンスはすべて英語で行っている。

しかし、ぼくたちの診療科（感染症内科）をローテートしている神戸大学の医学生（5・6年生）や初期研修医たちの英語力は惨めなほどに低い。多くの医学生、医者は中学レベルのごく初歩的な英語も使いこなせない。高い偏差値の学部を突破したというエリートの姿はそこにはない。

例えば、プレゼンのときに患者を称するheとsheを間違えてしまう。Sheと言うべきをheと言ってしまう。

こんな、中学生でもやらないような初歩的なミスを医学生や医者が犯すなんてありえないと思うかもしれない。しかし、この手の初歩的なミスを繰り返す医学生、医者はひとりやふたりではない。

もちろん、heが「彼」でsheが「彼女」くらいの知識はだれにだってある。知識はあるけれども、正しく口に出せないのだ。出せない理由は簡単で、普段から英語をしゃべる努力を怠っているからだ。知識（知っている）と能力（できる）と実践（やっている）にはギャップがあるのだ。これをＫＡＰのギャップと呼ぶ（knowledge, attitude, practice）。

訓練を怠ってきたスポーツ選手の体が錆びつくように、英語の鍛錬をさぼってきた医学生、医者の英語力は錆びついてしまっている。

神戸大学だけが特別なのだろうか。ぼくはそうは思わない。これまで数多くの医療機関、医学部で様々な教育活動に従事してきたが、日本の医学生、医者の英語力は概ね極めて低い。ごく一部の「意識が高い」医学生、医者だけが訓練を重ねて高い英語力を維持、向上できているだけだ。

若手だけの問題ではない。ぼくと同年輩、あるいは年長の医者たちの英語力もかなり怪しい。あれでは英文の医学書や論文を自在に読みこなすのは不可能だろう。

ベテランの医者の英語読解力が怪しいということは、彼らが英文の医学書や論文を読みこなしてはいない可能性が高いことを示唆している。ということは、英語力のみならず、専門の医学知識も本当に十分に備わっているか、維持向上されているかも疑問視すべきなのではなかろうか。日本の医学界は「案外」危うくはなかろうか。

医学書や医学論文を読むのに高度な英語力は必要ない。中学レベルの英文法を理解し、業界で頻用する専門用語に慣れてしまえば、その読解は決して難しくはない。むしろ、普通にキヨスクで売っている雑誌とか、テレビのコメディー・ドラマなんかを理解するほうがずっと高い英語力を必要とする。

しかし、多くの医学生や医者は医学書や医学論文を数行読むのですら、四苦八苦している。ちょっとした文章を読んできなさい、と課題を出すと、苦痛に顔を歪める医学生・医者は多い。数行の英文読解を嫌がる彼らが、定期的に原書の医学書や論文を読んで勉強しているとは到底思えない。

では、なぜ医学生や医者たちの英語力がこんなに低いのか。理由は簡単だ。**圧倒的な努力不足である。**

努力が結果を出すとは限らない。「無駄な努力」ということもある。例えば、うさぎ跳びを愚直に繰り返してもスポーツの能力は伸びないし、かえって怪我が増えてパフォーマンスが下がってしまう可能性も高い。頑張って努力しているのにもかかわらず、英語力が伸びない、という人もひょっとしたらいるかもしれない。

努力には「コツ」や「工夫」が必要だ。10の努力でパフォーマンスが伸びる人と、まったく伸びない人はいるものだ。ものすごく努力しているにもかかわらず英語力が伸びない可能性は、ゼロではない。

しかし、ぼくが医学生や医者を観察し、いろいろヒヤリングしてみると、そのような「努力しているのに伸びない」タイプは稀有であることがすぐわかる。

なぜなら、彼らのほとんどは定期的な英語学習時間がほぼゼロだからである。コツや工夫以前の問題なのだ。
繰り返す。医学生や医者の英語力が低いのは、シンプルに努力量が足りなすぎるからだ。

日本人は英語が苦手、の誤謬

ぼくは日本人が人種的、民族的に英語力が低いという「迷信」を信じない。

なるほど、日本語と英語の距離は、ドイツ語と英語の距離、フランス語と英語の距離よりは遠いだろう。ドイツ人が英語を習得するのは、日本人が英語を習得するよりは遥かに容易かもしれない。

しかし、ぼくは世界各国の医学部・医学生を観察してきた。いわゆる「欧米」だけではない。タイでもカンボジアでも、韓国でも中国でも、インドネシアでもベトナムでも、医学生や医者の英語力は、日本のそれよりも概ね高い。たしかにタイの医学生の英語力はドイツの医学生の英語力よりは低い傾向にあるが、それでも日本の医学生よりは遥かにマシだ。うちの感染症内科をローテートするタイの医学生は神戸大の医学生よりもずっと上手に英語でプレゼンテーションを行っている。

タイ語と英語の距離は、日本語と英語の距離とそう変わりはない。文字もアルファベットではなく、発音も似ていない。語順は英語に近いところもあるそうだが、共通点よりも異なる点のほうがずっと多い。彼らの（生まれつきの）語学の才能が日本の医学生・医者よりもずっと優れているとも思わない。タイに行くと、英語がまったく通じないシチュエーションは多い。

それでもタイの医学生の英語力は概ね高い。神戸大感染症内科に毎年来るのはマヒドン大学の学生だ。アジア大学ランキングでは97位の名門校で、神戸大は131～140位である。その差が英語力の差を生んでいるのだろうか（https://www.timeshighereducation.com/world-university-rankings/2017/regional-ranking#!/page/0/length/-1/sort_by/rank/sort_order/asc/cols/stats）。しかし、171～180位のチェンマイ大学を訪問したときもやはり英語のプレゼン能力は日本の一般的な医学生のそれより高かった。

大学ランキングの是非や妥当性はともかく、神戸大学、そして日本の医学生の英語力（そして医者の英語力）は国際的にはかなり低い。ぼくはそう考える。

TOEFLとかTOEICとかIELTSのスコアは、日本人の場合他国人より低いそうだ。けれども、各国どのような人たちが受験するか、その事情はバラバラなのでこのランキングを額面通り受け取ってはいけないのかもしれない。発展途上国でこういう試験を受験できるのはかなり富裕層のエリートだけかもしれず、希望すればほぼだれでも受験できる日本の受験者と直接比較するのは、バイアスのリスクがある。

しかし、それを差し引いても、日本の医学生・医者の英語力はアジアの他の国のそれと比べると低いとぼくは実感している。ぼくの仮説を確認すべく、バイアスを排除した形で比較試験をしたいくらいだ。もちろん、どの国でも英語を苦手とする人たちはいる。それでも全般的に言えば、日本人の医学生・医者の英語力の低さは突出している。

それが人種や民族や日本語という言語や、ましてや日本人医学生・医者の生まれつきの能力の優劣で説明されるとはとても思えない。教材の不足や不備とも思わない。シンプルに「**努力不足**」なのだ。

英語はわかりやすい一例だが、その他の学習項目についても同様だ。たとえ才能にあふれた医学生であっても、勉強を止めてしまえば数学、理科、社会、国語といった他教科についても能力が落ちてしまう。

繰り返すが、どの領域においても、努力を怠ってレベルの維持・向上ができるわけがない。勉強の世界だけがその例外であるはずがない。

なぜ医学生は英語を学ばないのか

では、なぜ医学生・医者は英語を勉強しないのか。

その理由は簡単だ。日本の医学教育が日本語でできているからである。英語学習は必須ではないのだ。

このことは「当たり前」の事実ではない。多くの国では自国の言葉で書かれた教科書が存在せず、大学教育が英語で行われている。

ぼくが定期的に訪問しているカンボジアは、かつてフランスの植民地で、医学もフランス語で学んでいた。しかし、ポル・ポト時代に極端な毛沢東主義が跋扈し、知識人は皆殺しにされてしまうという虐殺の時代になる。フランス語を始め外国語をしゃべると知れただけで殺されてしまう（この頃の雰囲気は映画『キリング・フィールド』を観るとよくわかる）。その後カンボジアは内戦状態となり、旧ソ連やベトナムの影響を受け、外国語教育もロシア語やベトナム語中心となったそうだ。

1991年に内戦が終わり、UNTACが平和を維持しながらの新しいカンボジアでは医療システムそのものが崩壊していた。ぼくが知る女性の救急医はかつてフランス語で医学を学び、ポル・ポト時代は農民のふりをしてフランス語も知らないふりをして「生き延び」、その後ロシア語で医学を学び直し、UNTAC以降はアメリカや日本が出資するチャリティー病院でアメリカ人の指導を受けて英語で再トレーニングを受けていた。医学を学ぶためにフランス語、ロシア語、そして英語を学んだのだ。

このエピソードを思うたび、知識人が迫害されることもなく、自国の言葉で勉強ができるぼくたち日本人はなんて恵まれているんだろう、と思う。

日本だって、明治維新後に大学が作られたばかりのときは、教員がいなかった。そこで外国人教員を招聘し、彼らに外国語で授業をしてもらっていた。夏目漱石の『三四郎』にはそのようなエピソードが紹介されている。漱石自身、東京帝国大学で教鞭をとったのはアイルランド人のラフカディオ・ハーンの後任としてであった。もっとも、日本研究に優れ、島根県で日本人の妻を娶って「小泉八雲」と改称したハーンは流暢な日本語で講義していたかもしれないが。

元来、日本医学はドイツ医学を源流としてきたので、医者はドイツ語で医学を学んでいた。しかし、その後アメリカ医学が進歩したために「医学の言葉」は英語になった。

もっとも、日本は翻訳文化が進んでおり、主だった医学書はたいてい和訳本が出ている。日本語で著された医学書も多い。

したがって、現在ではドイツ語も英語も学ばなくても医学の勉強は可能である。卒業して、医師の国家試験に合格して医者の資格をとるのに英語力は必要ない。

よいところもある。

現在、日本の医療機関ではカルテ記載はすべて日本語で行うが、昔のカルテはドイツ語で書かれていた。患者にはなにが書かれているかわからないし、看護師など同業者にも医者がなにを記載しているのかわからなかった。医者だけが医学情報を独占していたのである。当時は病名を伝えない、患者に現状を説明しないなどは当たり前の時代だった。悪しきパターナリズムが正当化された時代だったのだ。これでは患者に開かれた医療はできず、チーム医療も不可能だ。

医者が日本語でカルテを書くようになり、医者とそうでない者たちの垣根は明らかに低くなった。が、そのような優しさは医学のぬるま湯化という副作用も生む。医学生や医者は英語（やその他の外国語）をまったく勉強しなくなってしまったのだから。

解剖学や生理学、内科学、外科学、公衆衛生学など、医学部で学ぶ学問領域は多岐にわたる。しかし、幸か不幸か日本では、そのいずれの領域にも質の高い和書が揃っている。海外の定番たる教科書にも翻訳版が出ている。

こと教科書に関する限り、日本の医学生が英語を使えなくても少しも困らない。困らないなら、勉強をする外的動機付けは存在しない。

だから、勉強しない。勉強しないから英語力は落ちる。非常にシンプルな理由である。

外的動機付けがなくても

しかし、ここでもうひとつ考えてみたい。そもそも、**外的動機付けが存在しないから勉強しない、というロジックそのものが間違っている**のではないだろうか。

本来、知的好奇心が旺盛であれば、他人に強制されなくても、それが利得をもたらさなくても新たな知識を得たいと思うはずなのである。

医学書と医学論文のほとんどは英語でできている。現在医学を含む自然科学界のナンバーワンはアメリカ合衆国である。それは大学のランキングやノーベル賞受賞者数をチェックすればすぐわかる事実である。どの国の研究者も、質の高い研究をすれば英語で論文を書くのが普通である。ドイツ人でもフランス人でも、やはり英語で書く。日本人だってよい研究をすれば通常は英語で論文を書く。

理由は簡単だ。そのほうがたくさんの人に読んでもらえるからである。自分のなしとげた研究成果はできるだけたくさんの人に読んでもらいたいものだ。

日本語で得られる医学・医療の情報量と、英語で得られる医学・医療の情報量では、圧倒的に後者のほうが大きい。もちろん、そのような情報を知らなくても日本のカリキュラムであれば医学部を卒業して、月並みな医者になることはできる。しかし、より優れた最新の医学・医療を英語力抜きにマスターするのは不可能だ。

英語力は今の自分の世界の外にある世界に目を向けさせてくれる。自分自身のブレイクスルーを可能にする。日本語の世界に閉じこもっていたら、いつまでたっても自分の世界観は更新されない。これは知的好奇心に蓋をしていることを意味している。

英語だけではない。さらに知的好奇心が旺盛な人ならば、英語の情報のみに飽きたらず、もっと他の言語を習得し、その情報を吸い取りたいと思うはずであろう。マルチリンガルへの志向である。

日本の医学生・医者の英語力が低いという事実は、日本の医学生・医者が「案外」頭が悪い理由を2つ提示してくれる。

ひとつは、絶対的な努力不足が彼らの知性を損ねていること。もうひとつは、**彼らに知的好奇心が旺盛でないこと**だ。知的好奇心が旺盛であれば、英語力が低く、情報が閉ざされている自分自身を許容できるはずがないからだ。知的好奇心が乏しいから、日本語で得られる情報で満足してしまうのである。その世界の枠の外を見ようとしないのである。

これは受験勉強＝勉強と勘違いしてきたために起きた負のメンタリティーだ。勉強を目的ではなく、手段としてしか取り扱えないのである。手段が満たされれば、それ以上の努力は「ムダ」なのである。

勉強そのものを目的とし、「もっと知りたい」という知的好奇心を旺盛に保っていれば、英語など外国語の勉強は必然である。日本の医学生・医者の多くは自らの知的好奇心を封殺している。そのような好奇心そのものが封殺されているのは、**「役に立たないことは勉強しないほうが効率がよい」**と幼少時から徹底的に叩き込まれているからであろう。

効率と非効率

試験に出ないことを勉強するのは試験のパフォーマンスに悪影響を与える。よって、学習効率が悪い。

だから、受験生は当該試験の「傾向と対策」を徹底的にマスターする。マスターした受験生はパフォーマンスがよく、そのパフォーマンスのよさは「試験に出そうにない項目は一切捨象する」という効率のよさが担保するパフォーマンスのよさである。

「いやいや、それは学校や塾の教育を理解していないことからくる誤解ですよ。受験生によっては、論理的にものを考える能力だとか、勉強を続ける胆力だとか、いろいろ鍛えなければならないところがあるんですよ。ただ、ショートカットでまっしぐらに受験テクニックを教えてもだめな学生も多いんです。そういう学生には回り道も大いに有効なんですよ」

このようにおっしゃる予備校・塾関係者もおいでである。なるほど、彼らの言うことも一理ある。

しかしながら、そのような「回り道」も、ゴールに至るまでの最適解を追求した結果であることには変わりはない。要するに、それは「その」学生にとっての「最短距離」なのである。

論理的思考を教えたり、中学数学をやり直したり、場合によっては九九を教え直したりという一見「回り道」に思える経路も、その学生にとっての最適解、最短距離でありうる。登山のビギナーが平坦な迂回路をとったほうが、厳しい山道を突っ切らなくても（突っ切らないほうが）登頂しやすいのと同じである。

しかし、「登頂が目標である」という点において、「登頂に無関係なことは捨象してもよい」点において、さらに「登頂してしまえば、あとは努力しなくてよい」点において、そして「勉強が手段であって目的でない」点において、**このような迂回路の有無は本論とはなんの関係もない話である。**

結局のところ、迂回路を通ろうが、直進路を通ろうが関係ない。ゴールに達したい、ゴールに達してしまえば、休んでよい。そういうメンタリティーにはなんら変わりはない。

多くの医学生・医者にとって勉強は目的ではない。手段である。そして、彼らは小さい頃からいかに効率よく目的を満たすか、効率のよい勉強の方法を徹底的に訓練されてきた。ショートカットの訓練である。

そして、最小限の努力で最大限のリターンを得るのが、最も優れた医学生とみなされるのだ。

なぜ日本人は勉強熱心ではないのか

医学生・医者が勉強努力を怠るのは、勉強の目的と手段を取り違えているからである。これはなにも医学生・医者に限った話ではない。日本人一般に見られる傾向である。日本人は一般的に勉強熱心ではない。これがぼくの仮説だ。そんなバカな、と読者は思うだろう。日本人は勤勉と評判ではないか。

しかし、現実は違う。日本人は実は怠惰なのだ。ぼくはそのことをかつてブログで指摘した。ここに改変し、再掲する (http://georgebest1969.typepad.jp/blog/ 2014/04/日本人は案外怠惰である.html)。

日本人は怠惰である。勤勉ではない。

効率の悪い仕事だとわかっていても、意味のない書類だとわかっていても、意味のない会議だとわかっていても、怠惰だから改善しようという努力をしない。流れに任せて、ダラダラと仕事をし、ダラダラと書類を書き、会議でぼーっとしている。

日本人は怠惰である。だから、「できるための条件」ではなく、「できない理由」ばかりを思いつく。現状維持への重力に弱いのである。

仕事を効率よく進めようという努力を怠り、夜遅くまでダラッと職場に残っていても意に介さない。仕事を早く終わらせて帰宅したら、パートナーの話を聞いたり家事や育児をしなければならない。だらっと職場にいたほうが楽に決まっている。

「勤勉な」例外的日本人は、例えばサッカー選手で言えば本田（圭佑）や遠藤（保仁）である。彼らは常に努力している。自分が変わるために。でも、多くの人たちは指導者の言うままに、何百回も同じようなシュート練習を繰り返すのである。その練習が目的化し、ゴールにより近づくための努力と工夫を怠るのである。日本人はいろいろと怠惰だが、とくにこの「思考の怠惰＝思考停止」は深刻な問題だ。

外国からなんらかのコンセプトを輸入する際も、多くは「そのまんま」輸入しようとする。怠惰だからだ。あるいはろくに見もしないで全否定する。「ここは日本だ、アメリカじゃない」などというクリシェで片付けてしまう。怠惰だからだ。外的なコンセプトを咀嚼し、葛藤し、苦悩し、消化しようという努力はそこには見られない。70年代の日本の書物にはやたら「弁証法」という言葉が出てきてぼくらを驚かせるが、本当の意味での弁証法がそこで実践されている気配はない。

日本の学生は怠惰である。とくに優等生は怠惰である。日本の優等生は、平凡な学生なら10の努力でするところを8の努力でできてしまう、そういうショートカットの能力が高い学生だ。だから、10の努力でいけるところを、１００の逡巡を持つ奴は「バカ」と片付けられる。10の努力でいけそうなところを、あえて１００の逡巡を得た場合に得られる本当の知にはたどり着けない。だから、そういう優等生は賢しらにショートカットの連続でスイスイと生きていくんだけど、さらに深い知の領域には決して立ち入ろうとはしない。怠惰だからだ。

日本人は外国語の習得が苦手と言われる。半分は間違いだと思うが、半分は本当だ。なぜ、日本人は英語が苦手なのか。先天的な知性の欠如のためではない。シンプルに、努力が足りないからだ。即物的な成果（テスト）のレベルまでしか努力しないからである。語学の習得は、まさに10でできそうなところを１００の努力と逡巡で獲得するようなサブジェクトなのである（一部の例外的天才を除く）。（中略）

日本では、努力は報われない。もともと日本人は勤勉である、という幻想が前提になっているからだ。だから、ブラック企業は横行し、その対策もうまくいかない。努力しても報われないことが遍在的なので、アメリカ人ならぶち切れてしまうような事態でもおとなしく納得してしまう。これも怠惰のなせる業である。もともと怠惰なうえに、努力へのインセンティブがないわけだから、日本人はますます怠惰になるのである。

日本人は怠惰である。だから、コミュニケーションが苦手である。ここでいうコミュニケーションとは、（哲学者の）鷲田清一さんのいう、「コミュニケーションの後で自分が変わる覚悟ができているような」やり方でのコミュニケーションである。自分が変わるためには勇気と努力を必要とする。これまでの世界観や価値観を一度壊すのは面倒だからだ。だから、多くの日本人はコミュニケーションをとらない。あるのはただ、自説を雄弁に主張するか、空気作りだけである。

（中略）

問題なのは、「日本人が怠惰である」という事実「そのもの」ではない。怠惰そのものが絶対的に悪いとはぼくは思わない。この長寿社会で、怠惰にデカダンスに生きるというのも一つの選択肢である。しかし、深刻なのは、こんなに日本人は怠惰なのに、「自分たちは勤勉である」という幻想がはびこっていることである。怠惰であるという自覚だけが（中略）努力への萌芽だというのに。

ぼくも怠惰な日本人である。ただし、自分の怠惰さには徹底的に自覚的でありたいとは思っている。本当の意味での努力をしたいと、もがいてもいる。100の努力ができればいいなとも思っている。思っている、ということは、まだできていない、ということであるけれども。

日本人は怠惰である。だが、もちろんこれが説明のすべてではない。すべてを「怠惰さ」に換言してしまうようなシンプルな説明をしようとしているわけではない。問題はもっと深刻である。しかし、少なくとも「おれたちは、怠惰だ」という気づきがないかぎり、その先へは一歩も進めない。だから、まずは気づくべきだ。自分の固定観念を変えるべきだ。「日本人は勤勉だ」から「おれたちは怠惰だ」に。そこから、新たな一歩前進が始まるのである。

（ブログ『楽園はこちら側』より2014年4月19日）

日本人が勉強するのは勉強の結果与えられる利得が明白なときだけ。有り体にいえば受験などの試験があるときだけだ。

つまり、日本人の多くが子供のときに勉強を目的ではなく、「手段」として叩きこまれているのだ。例えば、よい学校に入学するための手段として。

そして、勉強を手段として見たとき、利益を得るような目的が存在しなければ日本人はとたんに怠惰になり、勉強しなくなる。

会社構造の変化もあって、現在の日本では以前と違って「よい学校に入学」が「幸せな人生」を約束してくれなくなった。

人口減少は続き、受験の競争はかつてほど激しくない。若者は昔のような上昇志向や競争主義を持たなくても、「今のままで幸せ」なのだ。

だから、「手段としての勉強」そのものもしなくてよい。最近の若者は勉強しなくなったと大人たちは言う。しかし、もともと手段としての勉強が手段としての機能を満たさなくなったのだから、それは当然のことだとぼくは思う。だいいち、そういう大人たちは、「今」勉強しているのか。してないではないか。

しかし、本来勉強は「手段」ではなく「目的」であるべきだ。ぼくはそう思っている。

例えば、外国語学習をしたいのなら、まずはその外国語学習そのものを「目的」とすべきだ。バイオリンを弾けるようになりたいとか、マラソンを完走したい、というのと同じだ。外国語ができる自分を「欲望」するのだ。

そのような欲望そのものを日本人が失ってしまったわけではない。

ぼくも走るのが好きでマラソンとかトレイルランに参加する。ここ数年はマラソン人口が伸び悩んでいるそうだが、そうはいっても日本でのマラソンの人気は非常に高い。おそらく日本人は世界一マラソン参加者が多い国民だと思う。

マラソンを走っても別に出世したり、有名になったり、お金持ちになったりするわけではない。健康になるとも限らず、むしろ電解質異常などの病気になったり、膝を壊したり、突然死のリスクすらある。健康のためなら、もっと軽めのジョギングやブリスク・ウォーキング（早歩き）にとどめておくほうがずっとよく、なにも苦しい思いをして、40km以上も走る必要はない。

それでも多くの日本人が、このような苦行を「喜んで」行っている。

日本人は他の国の人に比べて自虐的なMタイプ（マゾヒスティックなタイプ）が多いと思う。自らを苦しめながら努力し、苦痛に生理的な欲望を感じる人が多いようだ。実を言うと、ぼく自身も少しだけそういうマゾな性質を持っている。

それなのに外国語学習にマゾに取っ組めないのは、小さい頃から「手段」としての勉強という観念を強く刷り込まれてしまっているからだ。ぼくはそう考える。

勉強は快楽だ。苦痛を伴う快楽で、マゾな快楽だ。でも、多くの日本人は、勉強は快楽の存在しない、手段のための必要悪、通過点、ただの苦痛と考えている。だから、いろいろ理由をつけて止めてしまう。

英語など、外国語を学習しなくてもよい理由は何千でも思いつくことは可能だ。ひとは心からやりたいと思わないことは「できない理由」を思いついてしまうものだから。

もっと厳しい言い方をすると、日本では親も教師も教育委員会も、文部科学省も、とにかく国全体で、あらゆる方向から「勉強は手段であり、ただの苦痛、必要悪だ」と刷り込み、マインドコントロールをしている。

国の教育界が総出で勉強嫌いを量産しているのだ。

『学問のすすめ』はアンチ学問的

そういう観点から読むと、例えば福沢諭吉の『学問のすすめ』などには問題が多い。ああいう本を手放しで聖典化してしまうのも一種の思考停止である。

「天は人の上に人を造らず、人の下に人を造らず」という有名なフレーズ。たしかにこれは悪いスローガンではない。

しかし、福沢は『学問のすすめ』で、学問を立身出世の道具として奨励してしまった。これは福沢の失敗だった。

『学問のすすめ』では、「学問を勤めて物事をよく知る者は貴人となり富人となり、無学なる者は貧人となり下忍となるなり」と、勉強を目的ではなく出世の手段と規定している。いわゆる「実学」＝世の中の役に立つ学問を優先し、いわゆる「役に立たない」学問を下に見たのも福沢だった。

たしかに福沢流の学問＝立身出世の道具、という「すすめ」は、日本の殖産興業とか高度成長をもたらしたという意味ではよかったのかもしれない。しかし、福沢諭吉の『学問のすすめ』が日本の勉強理念の一種のデフォルトになってしまったがゆえ、日本の学問は「目的」ではなく「手段」となってしまい、学問の価値そのものを落としてしまった部分があるとぼくは思う。

マラソンを完走するように、勉強そのものを目的とし、苦痛を伴う快楽と感じるようになれば、どのような困難があっても人は勉強を止めない。理由なんて探す必要はない。快楽に理由を説明する必要はないからだ。趣味に没頭するのに理由や説明が必要だろうか。

このような「快楽としての、目的としての学問、勉強」が普及していないため、「手段」としての学問が過大に奨励されてきた歴史から、日本人は勉強熱心でなくなったのだ。

そして、その空気は「勉強熱心なのは悪いやつだ」というルサンチマン（恨みの感情）をも生んでいく。努力するひと、だとポジティブなイメージだが、「勉強熱心」はそれほどポジティブではない。「ガリ勉」は明らかにネガティブだ。

日本において勉強は受験のための手段に過ぎない。受験は他者との相対比較で合否が決まる。自分の絶対能力を評価するのではなく、「他人より優れているか否か」を判定するのが受験である。

よって、勉強は心理的チキンゲームの様相を持つようになる。だれもが「勉強していないふり」をし、勉強するのはつまらない、くだらないことだ、というポーズを取り、勉強熱心な同級生を揶揄し、バカにし、場合によってはいじめてすら、周囲の勉強意欲を削ごうとする。周囲が勉強せず、それ以上に自分が勉強すれば、自分が相対比較で勝利する可能性が高まるからだ。本当はクラスの中でそんなチキンレースをやっても、受験の合否にはほとんど影響しないが、心理的にそうすることを強いられるのだ。周りがチキンレースに出れば、自分もチキンレースに参加せざるを得ない、がチキンレースのチキンレースたる所以だからだ。

こうやって、大学受験は「勉強は合格のための手段。合格すれば勉強しなくてよい」という観念と、「周りを貶め、勉強する態度をこき下ろして、その間に自分がより優位に立とう」というチキンレース的な観念をもたらす。

そしてその観念が最も強く発揮されるのは競争の激しい偏差値の高い受験、すなわち医学部受験ということになる。

学歴の問題

大学入試を終えてしまうととたんに努力しなくなる問題。この問題に深く関係しているのが、おそらくは「学歴」の存在だ。多くの人は大学で勉強するためではなく、学歴を得るために大学を受験し、受験勉強するからだ。

学歴とは「過去の証」のことだ。過去に証を持つことにはなんら問題はない。それが「過去の証」と認識されている限り。

しかし、現在はその**「過去の証」が「現在に至る保証」と勘違いされている**のが問題だ。

本来、人の価値は「今、自分がなにをやっているか」だけである。スポーツ選手の価値は、今のパフォーマンスにあり、5年前のパフォーマンスにはない。少なくとも、現役選手の価値はそうやって決定され、年俸も「現在」を基準に算定される（はずだ）。

学歴とはその名の通り、学「歴」であり、過去の歴史に過ぎず、今やっている勉強のパフォーマンスとはなんの関係もない。

では、大学入学後、勉強のパフォーマンスを上げるのに学歴は関係するか。

これはその人次第であろう。学「歴」を過ぎたものと考え、現在と未来のアクティビティーについては「それはそれ、これはこれ」と分断して考えることができるならば学歴云々は問題にならないだろう。

逆に、過去の学歴を現在と未来に引きずってしまうタイプは勉強のパフォーマンスは下がってしまう可能性が高い。これは高学歴であっても（いわゆる）低学歴であっても同じだ。

高学歴であれば、そのプライドが現在の勉強意欲を損なう可能性が高い。そういう人をぼくはたくさん見てきた。「かつての勉強ができた自分」の残像ばかり見て、今、勉強をしなくなってしまう。

低学歴であっても、それを卑屈に捉えて「どうせおれなんて」と勉強しなくなるのでは、やはり逆効果だ。

いずれにしても、終わったことは気にしないのが一番だ。現在と未来を見据えたとき、過去がその判断基準となるのは健全とは言えない。

毎年、神戸大学病院感染症内科では後期研修医を採用する。いちおう決まりなので履歴書は出してもらうが、ぼくはほとんど読んでいない。だから、採用した研修医の出身大学を覚えていない。出身高校になると、覚えていないどころか、ここだと言われてもたいていわからない。いわゆる有名高校とか進学校の知識がぼくにはまるでない。

ぼくの場合、スタッフをリクルートする基準は「そういうところ」にはない。現在の彼、彼女のあり方だけが選抜の根拠である。

よく、自尊心が学力の根拠だと言われる。しかし、どうも順序が逆のようである。教育経済学者の中室牧子の『「学力」の経済学』（ディスカヴァー・トゥエンティワン）によると、自尊心が高まると学力が上がるのではなく、学力が高いから自尊心が高まるのだそうだ。

アメリカなどでは自尊心（self esteem）を高めるのが大事と昔から教えられ、「ほめて育てよ」がスローガンになっていた。もともと日本人はアメリカ人よりも自尊心が低い人が多いが、そのことが日本人の学力を低くしているわけでもない。逆にむやみやたらに子供をほめて自尊心を高めてやると、学校の成績が落ちるともいう。

それに、学歴というのは相対的なものに過ぎない。どんな学歴でも誇りに思うこともできるし、屈辱の対象にすることもできる。

では、そのような相対的な世界観の中で、どの大学に入学すれば「成功」と言えるのだろう。受験に失敗して「仕方なく」希望しない大学の医学部に入学した人をぼくは知っている。この人はそのことが許せず、結局1年間「仮面浪人」して別の大学の医学部に入学しなおした。

そんなことのためだけに1年を棒に振り、医者になるのを遅らせるなんてバカバカしいとぼくは思う。わざわざ好き好んで医学部卒業を遅らせ、「狙って」医者になるのを遅らせるのは本末転倒である。「医者になって成長する」という目標から考えると、それはあまりにカウンタープロダクティブだ。

彼の目標は医者になることではなく、有名な大学医学部に「入学する」ことだったのだ。しかし、医者になるという「より大きな目標」から逆算すれば、医学部入学などスタートライン「ですら」ない。あまりに小さな目標に拘泥し過ぎである。

ところで、医学領域では現在、専門医制度改革が進んでいる。

なぜ、専門医制度改革を行わねばならないかというと、現存する専門医の臨床能力が担保されていないからだ。臨床力ある専門医の育成のためには制度改革は必須である。

ぼくは、専門医はまず全身を十全に診察し、どのような主訴であってもきちんとした診断への道筋がとれるべきだと思っている。少なくとも内科医はそうあるべきだ。だから、専門医になるには時間をかけて、まずは全身の訓練、その後に各専門領域の訓練を受けるべきだと考えている。一般的なことができてからマニアックなことができるべきだ。ぼく自身、一般的な内科の訓練を3年間受けてから、2年間の感染症のトレーニングを受けた。

しかし、ぼくのような意見に批判的な者もいる。全身を診る訓練のために数年を「回り道」するのは、専門医育成を遅らせてしまう、というのである。いきなりマニアックなトレーニングでよいではないか、というのだ。

ぼくはそうは思わない。数年の下地作りは決して回り道ではない。しかし、まあ、回り道と考える価値観が存在してもよいとは思う。

反対意見が存在することは尊重すべきだ。自分の意見だけが世の中の見解ではないからだ。

しかし、そのように「専門医になるのに回り道になるから、数年の追加トレーニングは認めん」と声高に主張する医者の多くは、希望する医学部に入学するのに（他大学の医学部には合格しているのに）浪人を繰り返したり、仮面浪人になって再受験することには否定的ではない。こちらのほうがずっと無意味な回り道だとぼくは思う。ダブルスタンダードではないか。

たしかに、昭和の時代には入学した医学部の「格」によって個々の医者の「格」が判定されたこともあった。出世や人事も出身大学を基準に決めていたそうだ。

しかし、グローバル化の進む平成の現在において、狭くて小さな日本の医学部Aと医学部Bの違いなど些細な差に過ぎない。さすがに現在の大学や病院も昔ほど愚かではなく、卒業大学を根拠にしてキャリアの差別を行うところも少なくなってきた（残念ながら皆無ではない）。

このような時代遅れな価値観に寄り添っているのが、それこそ時間の無駄であるとぼくは思う。

誤解のないように申し上げておくと、「1年回り道するから」仮面浪人がいけないと言っているのではない。

後述するように、ぼくは人生の失敗には肯定的だ。挑戦すれば失敗するのは当たり前だし、失敗の可能性が排除されているものを挑戦とは呼ばない。受験に失敗したとか、進級を失敗したとか、医師国家試験に失敗したとかで1年間、あるいはそれ以上の足踏みをするのが悪いとはぼくは全然思わない。失敗という体験が「失敗しないための教訓」という学習効果をもたらしているならば、それはむしろプラスの経験となろう。ぼく自身、人生に行き詰まって一歩も先に進めなくなった「停滞」の時期は何度となく経験している。

しかし、医学生の目標は医者になり、成長して「よい医者になる」ことのはずだ。「名前の売れた医学部に入り、高学歴を得る」ことが目的ではないはずだ。わざわざ狙って回り道をして大学に入り直すのは、時間の浪費としか言いようがない。またそのような小さな世界観の持ち主がよい医者になれるとも思わない。

息子3人を灘高校に入学させ、彼ら全員を東大理Ⅲに合格させた母親が話題になったことがある。

ぼくは、灘高校出身者や東大出身の医学生や医者をたくさん知っている。神戸に住んでいると灘高出身者は周りにゴロゴロしているし、かつて勤務していた亀田総合病院は優秀な研修医が集まってくるところで、その中には少なからぬ東大出身者がいた。とても優秀で、そして一緒に働いていて楽しい仲間だった。

その優秀さを見ていると、灘高校も東京大学も素晴らしい学校だと想像できる。そういう恵まれた環境で素晴らしい友人を見つけたり、恩師との知己を得たり、知的にエキサイティングな経験をしたりできるんじゃないかとも思う。だから、灘高校や東大に入ることそのものが問題だとは少しも思わない。

しかし、このエピソードでは（ぼくが知る限り）灘高入学や東大理Ⅲ入学はゴールであり、目標だった。その先についてはなんの見解も表明されなかったし、見解があるとは感じられなかった。

かの母親は息子たちに東大に入るまではガールフレンドを作ることも禁じていたという。では、もし入学後にガールフレンドOKということになれば、入学後の勉強の価値が相対的に下がったということにはならないだろうか。彼女にとっては東大理Ⅲ入学がすごろくの「あがり」だったわけだ。

医学部入学は多くの場合は医者になるための入学であり、医者になるのは医者になって行うこと=医療、のためだ。よって医学部入学はスタートラインですらない。入学時が人生のピークになってもらっては困るのだ。

「大学入学」があたかもゴールのように扱われていることに、ぼくはとても強い違和感を感じる。

もちろん、以上のような「違和感」はまったくの杞憂であり、この方たちが眼を見張るような大活躍をしてくれれば、それはもちろん大いに結構なことではある。受験が彼らの努力と能力のピークでなければよいのだが。

医学生の勉強と構造的なショートカット

前述のとおり、医学生・医者は大学に入学するととたんに勉強しなくなる。

とはいえ、それはあくまで相対的な努力量の減少である。医学部ではたくさんの勉強をしなければならない。医者になってからも勉強は必要だ。

もともと医学部はコンテンツ・リッチで、たくさんの勉強を要することで知られていた。通常の学部が４年制なのに医学部だけ６年制なのがその証左だ。学ぶ単元が多いから４年では足りないのだ。

しかも、医学部は他学部と異なり、ゼミもなければ卒業論文執筆義務もない。そういうデューティーもすっ飛ばして、６年もの間、たくさんの授業と実習と試験を乗り越えなければならない。膨大な医学知識を頭に詰め込み、医師国家試験に合格しなければ医者にはなれない。

だから、学生たちは「効率のよい」ショートカットをする。出なければいけない授業と「サボれる」授業を選別し、グループ学習では頑張ってくれる真面目君を探してグループの課題は彼、彼女に丸投げ、自分たちは楽をし、サークル活動に勤しんだり、バイトに精を出そうとする。

シラバスが壊す好奇心

近年の大学はシラバスを作り、「ここからここまで教えますよ」と事前通知してくれる。神戸大学でもたくさんのシラバスを作らされる。

しかし、そのようなシラバスは、**「そのシラバスの中身以外は勉強しなくてよい」**という暗黙のメッセージを内包している。自分たちがこなさなければいけない勉強の境界線がシラバスによって引かれるのだ。それ以上の勉強をする学生は単なる「ばか」という話になる。

好奇心とは、「もっと知りたい」と自分の知識の境界線を乗り越えようとするエネルギーのことだ。シラバスは構造的に学生の知的好奇心に水をさし、「ここまでやれば大丈夫ですよ」とそのエネルギーをしぼませている。

だから、シラバスなどないほうがよいとぼくは思う。シラバス出せ、見せろと要求する学生はほぼ例外なく勉強しない、したがらない学生だ。シラバスの提示はそのような勉強しない学生を構造的に増やしている。

パワーポイントも意欲をそぐ

現在、大学の授業はたいてい、パワーポイント（パワポ）を使って行われる。

たしかに、パワポは読みやすいし、わかりやすい。ファイルを更新するだけで講義の準備も簡単だ。教員にとっても学生にとっても便利で合理的な教育手法だ。

パワポの内容は紙にまとめられてハンドアウトとして手渡される。ハンドアウトは教科書や論文の要点だけをまとめたものである。

渡したハンドアウトの中から試験を出さなければ教員は「フェアでない」と厳しく評価される。最近は、学生が教員を評価する時代であり、厳しい要求を学生に課す教員への評価は往々にして辛い。だからハンドアウトのところ「だけ」しか試験には出ない。少なくとも、ハンドアウトのところだけ勉強しておけば合格点くらいはとれる。そこだけ勉強しておけば十分な試験対策になる。

シラバスとハンドアウトは、学生が「ここまでやっていれば大丈夫」という「枠」を提供してくれる点でよく似ている。

なんのことはない、ショートカットと効率化には大学自身も加担しているのである。

その結果生じるのは「必要最小限の努力以外は絶対にしない」医学生たちである。各種試験、とくに医師国家試験も「傾向と対策」で最小限の努力で効率よく乗り越えようとする。

だから、医学生は英語を勉強しない。そんなものを勉強しなくても進学はできるし、医師資格もとれるからだ。

誤解しないでほしいが、ぼくは「効率的なのがよくない」と言っているのではない。

膨大な医学領域を習得するのに効率のよさは必須である。

目標に向かってまっすぐに向かっていくような効率のよさは、質の高い医学・医療の実践にも欠かせない。とくに多忙な臨床医にとって、時間効率は極めて重要なテーマだ。患者についてなにか調べたいとき、それを10分で調べられるか、それとも5時間かかってしまうのかでは、全然違う。前者であれば外来でも入院患者でもちょいちょい調べて、その成果を患者に適用させるだろう。後者であれば、調べた情報が患者の役に立つチャンスは激減する。というか、そんなに時間をかけて調べるのは面倒くさくなって、いずれその医者は調べるのを止めてしまうだろう。

効率のよい勉強法を知らないと、よい医者にはなれないのである。

しかし、**このような「効率のよさ」は長い目で見ると「効率の悪さ」になることがある。**

どういうことか。その説明のために、少し回り道をしてぼくの体験談を聞いてほしい。

「効率はよい」は「効率が悪い」

ぼくは内科と感染症の臨床研修をアメリカで受けた。では、なぜアメリカで研修を受けたのか。

それは「偶然の産物」である。アメリカの高度医療を学びたいとか、海外で活躍したいといった野心はまるで持ち合わせていなかった。申し訳ない話だが。

そもそも、ぼくが医学部に行ったのは、医者になりたかったからではない。ぼくは医者になりたくて医学部に進学したのではなかった。そうではなく、大学に行って、ぼくは本気で勉強したかったのである。それも「総合的な勉強」をしたいと思っていた。

すでに述べたように、ぼくは第二次ベビーブーマー世代だ。

当時の大学受験は「受験戦争」と呼ばれていた。試験に合格すること「だけ」を目指す高校時代の勉強に辟易していた（これはぼくの出身校がたまたまそうだったのであり、過度に一般化するつもりはない）。

また、これとは別にぼくは「理系」と「文系」に分割して学ぶ方法にも懐疑的だった。学問に理系も文系もない。学問はもっと全体的な、「総合的なやり方で」学べるはずだ。若気の至りでそのような鼻っ柱が強い学問的野望を抱いていた。

医学部を選択したのは、そのためだ。医学部なら自然科学も社会科学も等しく勉強するだろう。生物学の知識がないと医学は習得できないし、哲学や倫理学を知らないと医者とは言えないだろう。他の学部と違い、医学部は理系と文系とが融合する場所だ。だから、より「総合的な勉強」ができるはずだ。ぼくはそう考えたのである。

高校時代のぼくは授業もろくに出ず、図書館に引きこもって本を読んでいるような暗い学生だった。長くいじめにもあっていた。受験勉強にもうんざりしていた。

でも、大学に行けば「もっとちゃんとした、総合的な勉強ができる」と空想していた。一番コストをかけずに医学部に行くために、地元の国立大学だった島根医科大学（現・島根大学）の推薦入試を受けた。他の大学は一切受験しなかった。担任の薦めなども顧慮しなかった、という話はすでにした。

ところが、入学した医学部はぼくが空想していたような「自然科学と社会科学の融合」ができているわけではなかった。まあ、自然科学にちょっと社会科学のテイストを一絞り加えた程度であった。たしかに一般教養で哲学とか学んだけど、いかにも「ついで」という感じだった。島根医科大学だけではなく、たいていの日本の医学部が当時そんな感じだったと思う。日本の医学部はバリバリの理系だったのだ。ぼくの馬鹿馬鹿しい勘違いだった。もっとも、当時はインターネットも普及しておらず、そういう情報も手に入らなかったのだけど。

それでも、ぼくは自分なりに頑張った。授業に全部出て、各教科につながりを求めた。総合的な学問を希求した。

人体の構造を学ぶ解剖学と、その機能を学ぶ生理学はつながっている。生理機能をよりミクロで化学的なレベルで学ぶ生化学ともつながっている。健康が損なわれたときの解剖学的・生理学的・生化学的異常を学ぶ病理学ともつながっている。こうしたいわゆる「基礎医学」の勉強はすべて、ベッドサイドで行う臨床医学（内科や外科や小児科など）ともつながっている。

しかし、授業や実習を行い、試験を受けて終わらせると、その単元のことはきれいさっぱり忘れてしまう。勉強しては忘れ、勉強しては忘れの連続で、ぼくのように記憶力のよくない学生では「総合的に学んでいる」実感が得られていなかった。

だから、ぼくは基礎医学の復習がしたかった。授業と試験だけでは連続性や総合性が実感できない。

しかし、ただ教科書を読んで復習するのはおっくうだった。ぼくは怠惰だからだ。なにかの足かせがないと、ゴリゴリと集中して学べないのだ。手段ではなく目的として勉強しろ、とか偉そうなことを本書では書いているけれど、まあ実際に勉強するときには「手段として」という側面もないと続かない。少なくともぼくみたいな怠惰な者には続かない。まあ、スポーツや音楽の世界にだって、努力の対価、「ごほうび」は必要だ。

そのため、ぼくはアメリカのUSMLEの試験を受けた。基礎医学の復習のための方便として。USMLEはざっくり言うとアメリカの医師国家試験のようなものだ。ステップ1と2があり、ステップ1が基礎医学、ステップ2が臨床医学である。合格し、運よく就職先が決まれば、アメリカで研修を受け、場合によってはそのまま永住してアメリカで医者になることができる。

もっとも、ぼくはアメリカで臨床をする気はさらさらなかった。そもそも医者になる気もなかったのである。

いじめられっ子だったぼくは、そもそもスムースな人間関係を築く自信がなかった。患者とコミュニケーションをとり、ナースとコミュニケーションをとり、患者のために人道的な診療を行っていく。社会性に乏しかったぼくはそんなヒューメインな人生を送る自分がイメージできなかった。

だから、医学部を卒業したら基礎研究者になろうと思っていた（基礎医学者の名誉のために申し上げておくと、基礎医学者にだって対人関係の円滑さは重要だ。ただ、学生のときにぼくがそれに気づいていなかったに過ぎない）。

したがって、ＵＳＭＬＥステップ1を受験したのはあくまでも「基礎医学の総復習」のための手段に過ぎなかった。そして、その方便のもとでぼくは勉強し、ステップ1を受験する。ＵＳＭＬＥステップ1を受験したのは大学5年生のときであった。受験地は東京だった。国外でもアメリカの医師資格試験は受験できるのだ。

しかも、受験者はけっこう多かった。緊張したまま受験会場に行く。島根医科大学からの受験者はぼくひとりだった。すると、となりに7、8人で集まって勉強している受験生たちがいた。東大の学生だった。聞くと、なんでもＵＳＭＬＥを受験するサークルのようなものが東大にはあるらしく、伝統的にこうやって毎年一定数の学生がＵＳＭＬＥを受験しているのだという。別に合格してもアメリカに行くわけでもなく、「腕試し」にやっているのだとか。

試験前の最後のあがきと、ぼくは、それまで使っていた分厚い教科書を開いて勉強しだした。すると、東大のグループはこれを見て大いに驚いた。

見ると、彼らはとても薄い1冊の本を持っていた。それはなんの本かとぼくが問うと、驚いた顔で、「これがＵＳＭＬE合格に必要な参考書なんだ。これさえやっとけば合格できる」と言われた。ぼくはそういう本があるのかとびっくりしたが、「そんな基本的なことも知らずにここに来たのか」と向こうはもっとびっくりしたようだった。

アメリカにも「アンチョコ本」はある。いや、後にアメリカに渡って知ったのだが、アメリカ人の医学生・医者も（日本同様）、実は教科書を丁寧に読んだりしない。彼らもまた最小限の努力で最大のアウトカムを得る術に熟達しており、「アンチョコ本」を活用していたのだ。東大の学生が持っていたのはアメリカで最もポピュラーなＵＳＭＬＥ合格のためのアンチョコ本だった。

ぼくがＵＳＭＬＥステップ1を受験したのは基礎医学の復習のためであり、合格してアメリカに行くためではない。しかし、ぼくは欲深な人間だ。どうせ受験するのならば合格したいと内心思っていた。それほどの成績でもなかったが、幸い合格はできた。欲深なぼくはさらに欲が出て、「ならばついでに」と臨床医学の試験であるステップ2も受験する。6年生の夏に受験して失敗し、その冬に再度受けて今度は合格した。これが遠因・奇縁となって、ぼくは後にアメリカで研修医として病院で勤務することになるが、それはまた、別の話だ。

話を「効率」に戻す。ぼくのＵＳＭＬＥステップ1の試験勉強は分厚い教科書を用いた非常に泥臭い方法で、試験勉強としては極めて「効率の悪い」ものであった。薄いアンチョコ本を活用していた学生は「田舎の世間知らずの医学生が、とんでもなく非効率なことをやっている」と内心、嘲笑っていたかもしれない。

しかし、ステップ1の勉強を、分厚い教科書で丁寧に行ったことで、ぼくは基礎医学領域の「総合性」を身につけることができるようになっていた。ぼくの本来の目的を満たしてくれたのだ。アンチョコでは、このような「総合性」は身につかなかっただろう。

こういう総合的な知識はなかなか忘れない息の長い知識である。もちろん、微細な内容についてはすっかり忘れてしまっているし、その多くは現在では時代遅れですらある。しかし、大きな骨組みのところについては記憶に残っているし、大きな枠組みというのは、たいてい時代を超えて通用するものである。

試験前の一夜漬けは試験に合格するには効率のよい方法かもしれない。10の努力で試験に挑むよりも、3の努力で合格するほうが「効率がよい」と考えられがちだ。

しかし、**短期間で覚えた記憶は失うのも早い。** 残った記憶が前者の場合5で、後者の場合が1でしかなかった場合、長期的な「効率」は後者のほうが悪い。何年もそのような勉強を続けていると、知識の積み重ねや関係の構築において大きな違いが出てくるものだ。

脳科学者の池谷裕二先生も、一夜漬けの勉強（集中学習法）とコツコツ毎日やる学習（分散学習）では短期的なテストのパフォーマンスには差が出なかったが、長期的な記憶は後者のほうが定着しやすいと指摘している（『受験脳の作り方』新潮文庫）。

事実、渡米してからわかったことだが、多くのアメリカの研修医がＵＳＭＬＥステップ1で学んだことをすっかり忘れていた。「アンチョコ本」は試験に受かるためには便利なものだが、長期的な観点からいうと必ずしも「効率」はよくないのだ。

繰り返すが、効率は大事である。効率とはゴールを設定して、そこに到達する最適な道筋を通ることである。

しかし、目標設定の大小によって効率の良し悪しも変わってくる。「試験の合格」をゴールにするならばアンチョコ本の使用が最も効率がよい勉強法だ。ところが、「その領域の総合的な理解」のためには、アンチョコ本はむしろ燃費の悪い、効率の悪い学習法と言える。マラソンを走るのに、50mダッシュをしては休憩し、50mダッシュをしては休憩し、という走り方をするのに例えれば、その効率の悪さがイメージできるのではなかろうか。

そして、このことは、**「医学部入学を目標にすると、実は効率の悪い学習となる。だから、受験を目標にしてはならない」**という、本書の大事なテーゼにつながっていく。

ポイントを覚えるな、ポイントを探しだす能力を養え

ぼくは現在、神戸大学のいろいろな学年の学生に授業をしている。しかし、授業ではパワーポイントを用いない。レジュメ（ハンドアウト）も渡さない。シラバスは義務なので（しぶしぶ）作っているが、「シラバスを過信しないよう、シラバスにとらわれないよう」学生を戒めている。すでに述べたように、シラバスは呪いの言葉のようなもので、「これを学習しなさい」というメッセージを送ると同時に**「これ以上は勉強しなくてよい」という隠れたメッセージ（hidden message）も送ってしまうのだ。**

授業のあとの学生評価のアンケートには必ず数人の学生が「レジュメを渡してほしい」と苦言を呈している。しかし、ぼくは意に介さない。「レジュメに頼るな。教科書を読め」と答え、学生の苦言に逆らい続けている。

現在の日本人は長い文章を読むのがとても苦手になっている。SNSが進歩したのが裏目に出て、百数十文字程度の短い文章しか読めない学生も多い。教科書のような分厚い書物を開いて読むだけのメンタルな力を失っている。英語力がないこともその一因だが、実は日本語の教科書ですら長い文章が読めない。

大切なのは、大きな教科書を読み、その中から自分が欲しい情報を引き出す能力である。ポイントを覚えることではなく、どこにポイントがあるのか自分で判別できる能力である。臨床医的に言うならば、どの情報が目の前の患者に有用で、どの情報が目の前の患者には役に立たない(irrelevantな)情報かを峻別できる能力である。患者の役に立たない情報をいくら集めても、その人物は優秀な医者とは言えない。単に物知りなだけである。

ぼくの講義を聞いて、ぼくが「ここととここがポイントだよ」と言ったことを逐一覚えるだけでは、医学生は「岩田がここととここがポイントだと言った」というエピソード記憶(後述)を得るだけである。彼、彼女が独立した医者になったとき、自分たちでそのポイントを探しだす能力は涵養されない。もちろん、ポイントをまったく教えないというような意地悪はしないし、質問にも丁寧に答えるが、ノウハウだけ教えて終わり、のノウハウ主義では本当の学びはない。

ノウハウ主義の行方

多くの医学生は受験勉強に疲れ、大学時代という大きな青春時代をエンジョイしたいと思う。ぼくのような「もっと教科書を読んで勉強しろ」というタイプの教員は煙たがれる。

彼らの多くは非常に効率よく勉強するスキルを学んでおり、またとても能力が高い。だから最小限の勉強でスイスイと進級し、医学部を卒業することを願う。ゴリゴリと教科書を読んで勉強するようなスタイルは嫌がられる。

例えば、多くの医学部ではチュートリアルとか、ＰＢＬといった医学実習を行う。ＰＢＬとはproblem based learning の略である。

ＰＢＬでは、例えば臨床医学の場合、ある患者が病気になったストーリー（これを症例という）が提示される。そこに出されたデータを元に、その患者の問題点を明らかにし、患者の問題について学習し、患者の問題に対する解決策を探りだす。これが典型的なＰＢＬだ。具体的には正確な診断やその病気の病態生理の理解、そして適切な治療法の模索である。ＰＢＬはグループ学習であり、個人ではなくグループで課題に取り組む。

医学生を大別すると、２種類に分けられる。真面目な医学生と、不真面目な医学生だ。

しかし、両者に共通するものがある。それは「効率のよさ」である。

前者はネット・ネイティブであり、即座に課題にあるキーワードや検査値の異常をネットで検索する。正解っぽい診断名を絞り込む。そして用いられる治療法もそこから検索する。後者は前者におんぶにだっこを決めこみ、なにもしない。真面目な学生も、不真面目な学生も、効率よく最小限の努力で課題をクリアしようとする。

後者の不真面目な医学生に学習効果が期待できないことは自明であろう。彼らはこうやってスイスイと最小限の努力で課題をクリアし、授業にはできるだけ出ずに配布されたハンドアウトからポイントをつかみとり、教科書も開かずになんとか試験に受かり、進級していく。わかりやすいアンチョコ、虎の巻を駆使し、これまた最小限の努力で医師国家試験をクリアしようとする(できないこともあるが)。

医者になった彼らにはしかし、バックボーンとなる十分な知識や技術や経験がない。別に現代の若者の特徴というわけではない。昔からこのようなタイプの学生・医者はたくさんいた。

だから、昔から日本では「医師国家試験に合格し、医学部を卒業しても現場では役に立たない」と言われてきた。先輩たちはしたり顔で「医学部の勉強は臨床現場では役に立たない。医者になってからが本当の勉強だ」と言ってきた。そういう先輩医者たちも、同じようにスイスイと最小限の努力で進級と合格を繰り返してきたのだ。そしてそのような薄っぺらい知識では医療現場で通用しない。

では、薄っぺらい知識で機能しない新米医者はどのようにして病棟でサバイブすればよいのだろう。

医学部の学理をすっとばし、論理を省略し、大学受験時の知識や知恵の貯金を使い果たした医者が走る先は、形式主義と経験主義、すなわち「ノウハウ」的知性である。

形式主義は、病棟での立ち居振る舞いの形式化である。毎朝、こういう検査をオーダーする。毎週、こういう薬を処方する。患者に熱が出たら、この検査を出して、この薬を出す。患者が痛がっていればこの処方、眠れなければこの処方、と病棟業務をパターン化するのである。パターンは、すでに形式を習得した先輩たちが教えてくれる。

パターンを習得できなければ病棟で医者はなんの役にも立たない。だから、新米医者たちは当初病棟で肩身が狭い。しかし、もともと能力に長けた若手医者たちだ。パターンを認識、習得するスピードは速い。たちまちにして病棟での立ち居振る舞いはマスターされ、毎日の病棟業務もつつがなく行われている「かのような気分」になる。

あれだけ恐縮していた新米医者が、この頃から肩で風を切って病棟を闊歩するようになる。医者以外の医療者への言葉遣いが横柄になる。製薬メーカーの職員（MR）たちが医局の入り口あたりで行列を作っていることに気づく。彼らは揉み手をして「先生、先生」と自分を持ち上げてくれる。自分はずいぶんと偉いんだ、という気分になる。

外科医、内科医を問わず、医療においてとくに大切とされるのが技術である。各科にはそれぞれ特殊な技術が存在する。手術の技術、画像診断の技術、内視鏡の技術。技術は日進月歩で進歩する。

技術の習得には経験を要する。経験値の高い先輩医者は一般に技術が高く、ここで医者のヒエラルキーができる。若手医者は先輩医者に頭が上がらない。

技術の習得は経験と才能がもたらすが、その技術がもたらす「意味」は思考がなければわからない。「なぜ」その検査をするのか。そしてその検査が「なにを」もたらすのか。こういう思考は医療・医学において極めて重要な思考だが、「なぜ」「なに」といった疑問を呈する医者は驚くほど少ない。

問われるのは常に「どうやってやるのか」。つまりノウハウである。

理由は簡単だ。形式主義と経験主義には「なぜ」とか「なに」という疑問を呈する必要がないからである。

なぜ、その形式が病棟で採用されるのか。⇩それは、病棟で採用されているから。

そう、これはトートロジーだ。

もしかしたら、その形式も黎明期には根拠があったのかもしれない。しかし、根拠ある医療も形式化された段階で根拠は忘却されてしまう。「昔からやっているから」「みんながやっているから」という理由で形式は維持される。

経験主義が老害を生む

経験主義では「なぜ」という疑問は湧きにくい。経験こそが根拠なのであり、その経験を得ることの「なぜ」は深刻に問われることはない。

そして、経験主義のもとでは経験値の高さこそが能力の証である。いろいろな事象に対して、「そういうときは、こうすればいいんだよ」という回答パターンをよりリッチに持っている医者が最も頼りになる医者である。


だから、日本の医者は卒業年度のヒエラルキーが非常に強い。


ぼくはあちこちの国で仕事をしてきたが、「君、卒業何年目？」と聞かれるのは日本だけである。卒業大学を聞かれるのもほぼ日本だけである。

そうやって日本では（日本だけでは）卒業年度と卒業大学で医者の値踏みを行い、目の前の相手が、上から目線でタメ口を聞いてよい相手か、あるいはヘコヘコと敬語を使わねばならないのかを査定するのである。「ノウハウ」を大事にする経験主義に日本の医療の世界がどっぷり浸かっているからである。

海外では卒業年度を聞かれることはまずないし、年齢を聞くのも半ばタブーだ。卒業大学にはだれも関心を持たないし、職種（医者なのか、看護師なのか）すら問われないことも多い。

「ノウハウ」のパターンがリッチなほど偉いという経験主義のもとでは、医学部を卒業してからの年月がたくさん経過しているほど「能力が高い」とみなされる。卒業直後は「こういうときは、どうすればよいんだろう」とおどおどしていたのだが、卒後何十年も経つと、「こういうときは、ああすればよい」というパターンは蓄積され、ほとんどパターン認識とノウハウだけで日常診療をこなすことができるようになる。

つまり、卒後年数が経てば経つほど、勉強しなくてもよくなるのである。高齢の医者が勉強しないのは経験主義の日本社会の生んだ必然だ。

老害という言葉がある。ぼくが知るかぎり、海外には「老害」に相当する言葉が存在しない。もちろん、加齢によって肉体も頭脳も衰えていくが（ぼくも例外ではなく、現在衰退進行中だ）、それが「害」と認識されることはない。

通常、なにかの欠落があれば、それを補うための工夫と努力が必要だ。日本のスポーツ界の歴史は、外国人との体格やパワーの格差をアジリティーや粘りや練習量でどこまで補えるかの歴史であった。昨今のラグビーでの成功はその賜だ。欠点は工夫と努力で補うのだ。

加齢によって衰えた肉体と頭脳は、工夫と努力なしでは維持、向上できるわけがない。大学入学後に努力しなければその頭脳を維持できないように。

思うに老害とは、衰えていく自分が第一線で活躍し続けるために必要な（若いとき以上の）努力と工夫を「卒後年齢」だの「所属」だのでごまかし、もう努力なんてしなくてよい、と錯覚し（錯覚させ）、その錯覚と怠惰を正当化するシステムだ。日本の老害は構造的である。

70代のアメリカ人医師で「診断の神様」と尊敬されるローレンス・ティアニーJr（ＬＴ）によると、彼の勤務するＵＣＳＦ（カリフォルニア大学サンフランシスコ校）には定年がない。エイジズムという年齢差別になるからだ。その代わり、契約更新を担保するのは能力だけであり、70代になってもＬＴは毎日学術誌を詳しく読み込んで勉強を続けている。

「診断の神様」は天与のものではない。老害は必然的な結末ではない。老害は努力によって回避可能だ。第一線からひいて引退、隠居しないのであれば、そこで戦い続けられるよう能力の担保をしなければならない。身体と頭脳が衰える必然の中で能力を担保するのは工夫と努力だけである。「卒後年数」なんて問うてごまかしてはいけないのだ。

しかし、日本では経験主義のために「年齢が上がれば努力は不要」という間違った観念が流布している。

だから、彼らはまったく勉強しなくなる。

製薬メーカーがスポイルする

勉強しなければならないのは、唯一、新しいテクノロジーや医薬品のことだけである。これだけは経験主義が教えてくれない。

しかし、それすらゴリゴリと勉強する必要はない。医薬品メーカーの営業マンが手取り足取り丁寧に教えてくれるからだ。

新商品に関する「情報」を得るだけであれば、医者は教科書を読んだり文献を検索する必要はない。「ちょっと説明してほしい」と言えば、メーカーの営業マンは喜び勇んで飛んでくる。自社の商品についてあれやこれや、細かく説明してくれる。

こういうメーカーの「説明会」は接待コミなので、高級料亭のお弁当などが供されることも多い。ベテラン医者への説明会に、多くの医学生や若手研修医たちが同席する。「説明会」のお相伴に与り、美味しい料理を楽しむ。これはメーカーから見れば新規顧客の開拓である。

こうやって製薬メーカーに頼り、接待を受け、おべんちゃらを言われながら情報提供を受ける医師が量産されていく。それが医局の伝統となっていく。

ぼくはある講演で「医療情報は製薬メーカーに頼ってはダメだ。その情報にはバイアスが入っているから」と言った。すると挙手があり、ある高齢の医師がこう質問したものだ。「メーカーに頼らずに、我々はどうやって薬の勉強をしたらいいのでしょう」。

なぜ風邪に抗生物質が出され続けるのか

かつて「風邪の患者には抗生物質を処方するものだ」と教えられた。

当初は肺炎の見逃しを防いだり、二次的な感染症を予防するためという理由付けがなされたのかもしれない。

しかし、そのような理由付けはいつしか忘れられる。形式主義、経験主義に則って「風邪のときは抗生物質だ」（つまり、ノウハウ）となる。

新薬が開発されると、これまでの古い抗生物質に変わって新しい抗生物質が使われる。しかし、「風邪⇩抗生物質」というノウハウパターンは変わらない。形式主義のバージョンアップであり、形式主義であることになんら変わりはない。

しかし、最新の研究結果によると、風邪に抗生物質を出しても患者には恩恵が小さいことがわかってきた。抗生物質の副作用や、乱用による薬剤耐性菌の出現のリスクを加味すると、むしろ弊害のほうが大きい。そのため、現在では「風邪には抗生物質は使わないほうがよい」と考えられている。

しかし、日本では今でも風邪に抗生物質を使う医者は非常に多い。勉強しない、英語を読めない医者は最新の論文データを知らない。形式主義、経験主義の医者は「こういうときは、ああやる（ノウハウ）」しかないから、方針の変更は起きにくい。現状維持の重力に引っ張られてしまうのだ。

唯一の「勉強の機会」である製薬メーカーの説明会では「風邪に抗生物質を出すな」なんて言われることはない。自社の製品売上に支障をきたすような情報は与えられないのは当たり前だ。

そして、「風邪には抗生物質は効きませんよ」と仮にどこかで情報提供されても、多くの医者は自身のプラクティスを変えない。「こういうときは、ああやる」のノウハウ主義、経験主義の怖いところはここである。パターン認識的なプラクティスを何十年もやっていると惰性のリズムから逃れられなくなってしまうのだ。このような惰性のプラクティスは医療界のみならず、日本のあちこちで見られるプラクティスだ。

このような仕組みで、多くの患者が必要のない検査をなんとなく受けさせられ、必要のない薬を処方されている。病院や医者が金儲けをしたいからではない。本気で金を儲けたくてやっているにしては、医療現場は無駄が多すぎるからだ。現在、日本医療の一部は包括性になっている。検査や薬の処方を乱用すれば病院が赤字になることすらある。

医療界の検査過多、治療過多の原因は医者の金儲け主義にはない。医療界に蔓延する、疑問形を持たない形式主義と経験主義のせいである。

では、なぜ医療現場で、疑問形を持たない形式主義と経験主義が跋扈するのか。

質問をしない人生

形式主義を脱する出発点は「この形式でよいのか」という疑念を抱くことにある。経験主義を脱する方法は「その経験でよいのか」という疑念を抱くことにある。懐疑主義こそが形式と経験依存に対抗するよい手段である。

このような懐疑を医学生、医者は持ちにくい。構造的に持ちにくい。

なぜなら、6歳で小学校に入学してから医学生になるまで、彼らは徹底的な学習トレーニングを繰り返しているからだ。そのトレーニングの要諦は、**質問に答える能力の涵養**である。質問に正確に、大量に、迅速に答える能力。学校の授業で、テストで、口頭試問で、受験で、我々が徹底的に鍛え上げられるのが、この「質問に答える能力」である。

しかし、この厳しい受験準備時代に、我々は「質問をする能力」を鍛えられることはない。

胸に手を当ててよく考えてみてほしい。我々は学校で
「こういう質問をすべきだ」

とか、

「こういう質問のほうがベターな質問だ」

といった教育を受けることはまったくなかったのではないか。

もともと日本人が質問ができない民族だとか、質問が苦手な体質だということは考えづらい。

たしかに、授業で手を挙げて発言するのはいやだ、みたいなシャイな部分はあるかもしれない。

しかし、小学校に入学する前の小さな時分には、子供たちはたくさんの好奇心と疑問だらけなのである。

「みみずの目はどこにあるの?」

「赤ちゃんはお母さんのどこから出てくるの?」

「おとうさんはなんでちんちんついてるの?」

「そのちんちん、みみずじゃないの?」

と子供たちは奇想天外な疑問を抱き、これを問う（以上はすべて、うちの6歳の娘がぼくに発した質問だ）。

ところで、語学の習得は5歳までにやっておくべきだという主張がある（臨界期仮説）。5歳を過ぎてから外国語を学習しても、小さい頃のように言葉をスポンジのように吸収することはできず、高いリスニング能力も得られず、アクセントも直りにくいからだそうだ。

もしかしたらそういう事実はあるのかもしれない。しかし、この「5歳まで」説には二重構造があるように思う。能力としての「5歳まで」と、態度としての「5歳まで」だ。

5歳までの子供には大人よりも大きな吸収力があるのかもしれない。しかし、それだけではないとぼくは思う。**5歳までの子供には「間違いを恐れない」「わからなかったら質問する」態度が備わっている。**

大人が「間違いを恐れず」「わからなかったら質問する」態度を保持できていたら、外国語能力はどんどん上がっていく可能性が高い。わからない単語を「これってなんですか?」「これは、なんて言うの?」と質問することで語彙は増え、わからない言い回しを「これってどう表現するの?」と質問することで使える言い回しは増えていく。

「はちがつの次は、きゅうがつ?」

「ううん、違うよ。はちがつの次は『くがつ』っていうんだよ。日本語難しいね」と細かな間違いを補正し続けて子供たちは日本語能力を高めていく(これはうちの3歳の娘との会話だ)。毎日何時間もかけて。同様の努力と態度を外国語に対して持っている日本の大人はあまりいないのではないか。

大人であっても、5歳未満の子供のような集中力と態度を保っていたら、たとえ中枢神経系の能力が低下していたとしても、大人の語学力は現在よりもずっとアップすると思う(言語学や認知科学の専門家によると、「臨界期仮説」は大人が外国語を習得できない根拠とはならないそうだ)。

しかし、現実の大人たちにはこのような態度はない。そのような態度は構造的に破壊されてしまっているからだ。

まず、小学校に入学してから子供たちは質問をだんだんしなくなる。

日本の学校システムは文部科学省が厳密に定める学習指導要領に則って行う仕組みだ。期限以内に決められた単元をこなさなければ先へ進めない。学校受験も同じであり、決められた試験日までに必要な勉強を済ませて受験に臨まなければならない。

先生たちは時間に余裕があれば丁寧に質問に答えてくれるが、授業の進行を圧迫するまで質問されては迷惑である。その雰囲気を察して、だんだん子供たちは質問をしなくなる。あるいは単発の質問で済まさざるを得なくなる。

「それじゃ、納得いかない」

と言い張る子供は、アタマが悪いか、態度が悪いかのどちらかにレッテルを貼られる。そこまでいかなくても、「面倒くさい子供だな」と思われてしまう。家庭においても同様で、忙しい両親は子供たちの質問を「面倒くさい」とうるさがってしまう。塾においても予備校においても、締切時間から逆算したアウトカムを出さねばならない。たまの質問は歓迎されるが、質問ばかりな態度は敬遠される。

よって、疑問と質問で頭がいっぱいの子供たちは選択せねばならない。質問を心に押さえ込んでしまうか、迷惑がられるのを覚悟で、場合によっては進級や受験のリスクを犯しても質問をし続けるか。たいていの子供たちは前者のほうが無難な選択肢であることを悟るだろう。少なくとも、医学部に入学する者で後者の生き方を貫いてきたものは少数派に属するだろう。
かくして、日本の学校制度では「質問しない」ほうが効率的なのである。よくわからないことはすっ飛ばして、とりあえず答えさえ出せればよいのである。

「分数の割り算はひっくり返して掛け算すればよい」

と言われたとき、なんでひっくり返すのか理解できない子供がいる。そこで悩みぬいて停滞する子供はテストのパフォーマンスは悪く、進学もうまくいかない。「ま、なんだかようわからんけど、とりあえずひっくり返して掛けときゃええんや」と割り切る子供の学術的パフォーマンスはよい。割り切れない子供のほうが、学校の成績は悪い。

質問するよりも、質問に答える能力はこうして優先され、日本では「質問する能力」は徹底的に、制度的に抑圧され、「質問に答える能力」だけが先鋭的に鍛え上げられる。そして、その能力がとりわけ高い人たちが医学部に進学する。**だから医学生は質問に答える能力は極めて高く、そして質問する能力はとても低い。**高いプライドが質問行為をさらに妨げてしまう。

医学部だけではない。他の学部でも話は同様で、やはり「質問する」よりも「質問に答える」能力のほうが進学という観点からは優先される。

もちろん、そんな中でも質問する力が劣化せず、質問を重ね続けて進級してきた人たちもいる。こういう人は大学院に進学し、研究を重ねて大学教員になる。疑問を抱き続ける人々、すなわち「学者」である。ぼくが知る限り、物理学、哲学、数学などを研究している「学者」にはこのタイプが多いようだ。

しかし、幸か不幸か、医学部は他学部よりも偏差値が高く、よってより効率よく、「質問に答える能力」を先鋭化させた（よって質問をする能力を欠いた）人たちが集まりやすい構造にある。こうした集団に「なぜ？」「知りたい」「なんだかよくわからない」と言い続ける人たちが入り込む可能性は、他学部よりも低いようだ。

最大の問題はここにある。

なぜかというと、医者という職業においてはとりわけこの「質問する能力」が重要なのである。

「質問する能力」と臨床医療

患者が発熱する。

多くの医者は形式主義と経験主義に則して診療する。

「患者が発熱したときは血液検査をして、『なんとかマイシン』っていう抗生物質を出して、CRPという炎症マーカーが下がるのを確認すればよい」

こういうパターン認識が多くの医者の発熱患者への対応だ。個々の医者や与えられた医療環境によって対応のパターンは異なるかもしれないが、パターンであることには変わりがない。

医者は「質問に答える」能力に長けており、その「能力」とは答えるスピードや量や正確性（この場合は再現性）に依存しており、そのスピード（と再現性）は「パターン認識的な対応」

が担保してくれる。

しかし、そのパターン認識が正しいという保証はどこにもない。経験主義的に、「そういうやり方でなんとかなっていた」だけなのである。しかし、たくさんの患者を診ていると「なんとかならない」事例も必ず出てくるのである。

「ノウハウ」型、パターン認識型、経験主義的な医療はうまくいっているときは問題ない。しかし、うまくいかなくなったとき、パターン認識、ノウハウ主義は破綻する。やっつけ仕事で検査をあれこれやってみたり、薬をとっかえひっかえして取り繕おうとする。このようにして悪くなっていく患者をぼくはたくさん見てきた。

「熱が出た」という患者。本来であれば、医者はこう考えるべきなのである。

「なんでこの患者さん、急に熱が出たんだろう。わからない。わかるようになりたい」

わからないという自覚。わかりたいという思い。ここからスタートすれば医者は
熱が出た⇩検査をして「なんとかマイシン」

というパターンを踏襲しないだろう。

そして、その医者は患者の話をよく聞くことであろう。わかってない人がやるべきは、「質問すること」だからだ。

そのとき、件（くだん）の医者はいろいろな仮説を立てる。例えば、肺炎になったのではないか。例えば腎臓に感染症を起こしたのではないか。例えば、薬の副作用で熱が出ているのではないか。

そうした仮説に基づいて、医者は患者に質問するのである。これを問診という。患者の体にも質問する。これが診察だ。

「咳が出たりしてませんか」

という質問は、肺炎という仮説を検証するための質問であり、聴診器で患者の呼吸音を聞き取るのは、肺炎という仮説を検証するための診察だ。

質問は、自分の疑問「なんで熱が出てるんだろう」に十分に答えられるまで重ねられる。十分に答えられていない時点で、中途半端に納得しない、わかったふりをしないというのが大切である。

そして、十分に仮説を立てて、仮説を検証し、質問を重ねて、自分の疑問のすべてに答えられたとき、医者は「患者は肺炎である。だから熱が出ているのだ」と結論付けるのだ。

これを診断という。

日本の医者の多くはこのような診断プロセスをすっ飛ばしている。パターン認識に則って検査をして治療するだけだ。そのほうがスピードが速いからだ。自分たちが苦手とする質問をしなくてよいからだ。「自分はわかっていない」という認めたくない事実と直面しなくてよいからだ。

医学生のPBLがうまくいかないのも、質問をベースにして学習しないからだ、教員（チューターという）もそのようなやり方を知らないから、学生に質問を促さない。

PBLとはproblem based learningの略であると述べた。問題を基盤にした学習である。問題からスタートして、その問題の本質はどこにあるのかを希求するのがPBLだ。

しかし、多くの医学生は問題の本質を希求せず、とりあえず「答え探し」をしてしまう。質問に答えることに先鋭的に優れているからだ。だから、多くの医学生はPBLを「問題解決型学習」と誤訳する。それはproblem basedではなく、problem solvingな学習だ。

日本では外来診療時間が他国のそれと比べて極めて短い。また、医者は「患者の話を聞かない」とよく批判される。

その原因はいくつかある。が、原因のひとつには、日本の医者が納得いくまで患者に質問を重ねる、という行為を端折り、すぐにわかりやすそうな答えに飛びついてしまう態度にあるのではなかろうか。納得いくまで患者に質問を重ねれば、診療時間は必然的に長くなる。患者の話をよく聞くのも、必然化する。

パターン認識的な医療も、運がよければ当たる。患者も運よく治ることもある。

しかし、そのような治癒は偶然がもたらす「まぐれ当たり」であり、必然性には乏しい。このようなバクチのような医療は日本のあちこちで行われている。すべて、医者が「質問をする」能力を涵養せずにほったらかし続けた結果である。

日本の医療現場は「案外」危ういのである。

研究の第一歩も質問から始まる

医者は診療しているだけではない。多くの医者は医学研究も行っている。研究の第一歩も質問から始まる。多くの場合は診療でのわからない疑問が第一歩だ。

診療でわからないことが生じたら、医者は教科書を読むべきだ。わからないことを、ほったらかしたり、わかったふりをして「やっつけ仕事」をしてはいけない。**残念ながら多くの診療医は自分のわからないことに自覚的でないので、やっつけ仕事が横行する。**

教科書は過去の医療の集積的な存在で、医者が普段の診療で疑問に思いそうなことはたいてい記載されている。少なくとも質の高い教科書であれば、そうだ。ここでたいていの疑問は解決される。

教科書に答えが見いだせないこともある。このときはデータベースを駆使して該当する医学論文を探す。教科書に採用されていない最新の論文や、珍しすぎて教科書には採択されなかった稀な事象を扱う論文だ。

こうした論文によって答えが見いだせることもある。すでに述べたように医学論文のほとんどは英語で書かれている。だから、英語を使いこなせない医者はここで挫折する。

教科書にも載っておらず、過去の研究論文からもその答えが見いだせないとき。このときこそが医学研究の萌芽である。

世界の医学界の知の世界は、ぼくの抱いた疑問に答えてくれなかった。だったら、ぼく自身で答えを探そう。探したい。

これが医学研究のビギニング（始まり）だ。

残念ながら、このような形で研究が行われるとは限らない。いや、そうでないことのほうが多いのではないか。

多くの場合、医学研究は当該医局の教授の「指示」で行われる。「君、なんとかかんとかについて調べてみたまえ」というわけだ。このような場合、その研究者に「質問する能力」は皆無でも構わない。質問する能力を鍛えられていない日本の医者でも、研究活動はたゆまなく行われている理由のひとつである。

阿倍野の犬

「阿倍野の犬」的な研究もよく行われている。

「阿倍野の犬」とはｉＰＳ細胞を開発してノーベル医学生理学賞を受賞した山中伸弥教授の表現だ。

「アメリカの犬がワンと鳴いた」という論文をみて、「じゃ、阿倍野の犬も鳴くか観察しよう」という論文を書く。要するに、他人の研究発表を見てそれを別のセッティングでも試してみよう、という二番煎じの研究だ。

「豚骨ラーメンは美味しい。しかし、ベーコンを具にしてラーメンを作った事例は過去にない。そこで今回我々はベーコンをラーメンに載せてみてその味を検証してみた」。こういうタイプの研究はとても多い。

研究の萌芽は本来は疑問、質問から始まるべきだ。研究とは要するに、現存する、目に見える世界の外側にある「見えない世界」を追求する活動である。既存の考え方や価値観や常識に対する挑戦である。

「質問に答える」能力がいくら高くても既存の考え方や価値観や常識を打ち破ることはできない。そういう世界の枠の中でしか、「質問に答える能力」はうまく作動しない。

自分の世界の枠を超えるのは「私はわからない。私はだから知りたい」という無知の自覚、ソクラテスのいう「無知の知」である。「無知の知」を作動させるためには、「質問に答える能力」ではなく、「質問する能力」が高くなくてはならない。

しかし、多くの医学研究は「私はわからない。私は知りたい」という、言わば欲望から生じた研究ではない。

例えば、研究者たちの多くは研究費を文部科学省や厚生労働省が提供する科学研究費（科研費）に求めている。

科研費がもらえるかどうかは文科省や厚労省が決定するが、彼らは「今、一番ホットな研究テーマ」により多くの予算を配分する。例えば、ｉＰＳ細胞がノーベル賞受賞につながれば、

「iPS細胞を使った○○の研究」により多くの予算を配分する。

これは既存の「わかっている世界」をちまちまとこねくりまわし、「私の知っている世界」の中で勝負しようという態度である。文科省は限られた予算をiPSのような将来性の期待できる（予測できる）領域に選択的、集中的に配分する。「選択と集中」である。

そして、「今はなんだかよくわからない」世界、「私の知らない世界」に突入しようという研究には予算は配分されない。そのようなバクチにはのれない、というのが文科省・厚労省の言い分であろう。

しかし、冷静になって考えてみれば、iPS細胞の開発は、過去にだれもやらなかったようなイノベーティブな発明だからノーベル賞を受賞したのである。ノーベル賞を受賞した対象たるiPSをこねくりまわしても、そこから新たなノーベル賞が生まれる可能性は低い。

ノーベル賞を受賞するのは官僚の頭では想像できないような、極めてイノベーティブな発見・発明に対して行われるのではなかろうか。

官僚的知性とは

かくして、日本の医学研究領域においては、そしておそらく医学以外の研究領域においても「自分たちの知っている世界の枠の中」で勝負するような知性のあり方が奨励される。質問に答える能力が高い人が、質問したがる人よりも活躍できる世界だ。
それを、官僚的知性と言い換えてもよい。

官僚は現在世界の説明能力が非常に高い。「世の中はこうなっていますよ」という説明をさせれば一番うまいのが官僚だ。

しかし、彼らは「世の中はこうあるべきだ」という未来像、未来のビジョンを示すことができない。既存の世界観を壊し、その枠組みを乗り越えるのは極めて苦手だ。それができるのは「私にはわからない。わかるようになりたい」と自らの世界の枠の外を見据えた「質問する人」だけだからだ。

自分たちの所属している世界についていくら知識を持ち、それが恐ろしく膨大であっても、自分の世界の枠の中のことしかわからない。

我々はそれを「井の中の蛙」と呼ぶ。

結論ありきの研究

「質問する能力」を欠き、「質問に答える能力」に長けた研究者が走りがちなのは「初めに結論ありき」な研究だからである。自分たちの持っている仮説(結論)に寄り添うように研究をし、自分たちの仮説を支持するデータは持ち上げ、自分たちの仮説に反するデータは無視するか矮小化する。
このような研究者たちにとって「わからない、知りたい」という思考構造は存在しない。結論は最初から「わかっている」のだ。自分たちのわかっている世界観から一歩も出ようとしない、「井の中の蛙」的な態度である。

皮肉なことに、このような「結論は最初からわかっている」タイプの研究者には研究費が集まりやすい。

なぜならば、こういう研究者を好むのが、製薬メーカーだからだ。

彼らの利害は一致している。メーカーは「効いてほしい」と信じる薬に投資し、研究者は「効くに違いない」という確信を前提に研究する。

研究者はスポンサーであるメーカーにとって都合のよいデータを出そうと尽力する。出てきた「都合よい」データはメーカー主催の「勉強会」で針小棒大に喧伝する。都合の悪いデータはなかったことにするか、矮小化する。こういう研究者がメーカー主催の講演会で繰り返し講演を行い、メーカーの作る医薬品を宣伝する。

医者の多くは「わからない、知りたい」というメンタリティーを持っておらず、「質問に答える」能力だけを先鋭化させている。しかも、高校生のときのような熱心な勉強はもうしたくはない。勉強はせず、能力は劣化している。しかし、効率よく最小の努力で「質問に答え」たい。だから製薬メーカーの「勉強会」という手っ取り早い接待を受ける。

製薬メーカーは医者が最小限の努力で欲しい「答え」をすぐに見つけてくれる。彼らにとって都合のよい「答え」であり、不都合な真実はそこには含まれない。

しかし、多くの医者にとって「真実」なんてどうでもよいのだ。

本当に真実を知りたい医者であれば、製薬メーカーの提供する情報が自社に都合のよいセールストークであり、真実からはかけ離れているくらいなことは、さすがに気づいていてしかるべきであろう。しかし、それが真実であろうとなかろうと、自分たちが「質問に答える」側に手っ取り早く、効率よく立てるのであればそれでよいのである。

こうして、研究者、製薬メーカー、そして薬の処方者たる臨床医の見事な共犯関係が成立する。

日本では抗生物質も、糖尿病の薬も、高血圧の薬も、有効性や安全性のデータが確立している薬よりも製薬メーカーが利益を得やすい高額な「新薬」のほうがずっとたくさん処方されている。教科書やガイドラインや原著論文を読まない医者がいかに多いかの証左である。

製薬メーカーの太鼓持ちのような研究者がさらにひどくなると、データを捏造するようになる。

この典型例が高血圧の治療薬「ディオバン」を用いた捏造事件である。あろうことか、研究者は薬のもたらす薬効をごまかし、「ディオバン」を処方された患者のほうが薬効が高く、そうでないグループでは薬効が低いかのような情報操作を行ったのである。

本件の真犯人がだれなのか、真相はどこにあるのかはまだ不明な点が多いが、いずれにしてもこのようなタイプの研究では「真実がなんであるかは、どうだってよい」という態度が明らかである。つまり、最も非科学的な態度である。

このように、診療面でも研究面でも、医者にあるべき「私は知らない。わかるようになりたい」という「無知の知」が発動される機会は「案外」少ない。そして、「質問をする」「わからないと認める」態度を医者が持っていないことは、日本の医療の、そして医学研究の質に大きな影を落としている。

医学部卒業生の知の構造は、日本社会の知の構造を先鋭化させたものである。我々の日本社会ではどの領域でも「質問に答える」能力が先鋭的に鍛え上げられ、「質問する能力」は鍛えられない。質問を重ねる機会が構造的に与えられない。日本の官僚たちも「質問に答える」能力が高い集団の代表だ。

知性とキャラの関係

知性とキャラは密接に連関している。

例えば、プライドの高さだ。

一般にプライドが高い人は質問をしたがらない。ともすると「質問をする」行為は「頭が悪い」証左と受け取られかねないからだ。「わからない、わからない」と言っている人よりも「なんでもわかる」と言っている人のほうが偉く見えるからだ。また、間違いを認めたがらない。「常に自分は正しい」と主張し続け、誤謬の存在を全否定しがちだ。官僚や医者にはこういうタイプが多い。

ぼくは、厚労省が管轄する医者の講習会（指導医講習会）を主催していたことがある。厚労省は「この講習会は16時間かけて行うこと」と規定していた。ぼくは「なぜ16時間なのか、理解できない。くだらないな」と考えていた。

が、そこはまだいい。

ある外科医が、緊急手術が入ってこの講習会を途中退出せざるをえなかったことがあった。ぼくは主催者として厚労省に電話をかけ、担当者に「これこれこういう事情で外科医は手術に行かねばならない。来年、中途から参加して合計16時間ということにしてもらえないか」と頼んだ。年に一回の講習会を2年にまたがって受けることによって、この外科医の時間のロスを最小限にしたい、という配慮からそのような提案をしたのだ。

しかし、厚労省の担当者の態度は非常に冷淡だった。16時間の講習は連続して行わねばならない。2年かけての分割した受講は認めない、の一点張りだった。それは規則としては成文化されていなかったが、「厚労省の役人が認めないものは、認めない」のであった。

講習会が講習による医者の質向上を目的としている。その質向上の目的に16時間が必須であるという主張がそもそも非科学的である。なぜ16時間なのだ。それはアウトカムよりも手続きを重んじる態度ではないか。換言するならば、「おれたち厚労省の言うことを聞いて苦労した奴は、ご褒美として講習会の認定を与えてやる」という努力主義だ。

まあ、百歩譲って16時間はよいとしよう。しかし、連続して受講した16時間と、分割して受講した16時間は同じ16時間だ。翌年、内容を完全に忘れてしまうような講習会なら、そもそも講習会として意味がなく、連続も分割も医者の質向上という観点からは変わりはない。

そもそも、患者のために緊急手術を行う外科医と、手術をサボって講習会を受け続ける医者とどちらのほうが日本に必要な医者だと思っているのか。なぜ、まじめに診療に従事する医者がより長く講習会を受けねばならないというペナルティーが発生するのか。

加えて、法令・条例・規則上に16時間連続で受講せよという文言はないではないか。担当官僚が上から目線で言っていることは、権限を乱用し、己の権威をちらつかせ、現場を苦しめているだけではないか。

ぼくはそのように担当者に詰問した。しかし、担当者は「私は間違っていない。年をまたいでの受講は認めない」の一点張りであった。

自らが無謬である、という主張は「私は変わらない」という主張である。「私は私の今いる世界から、一歩も外に出るつもりはありませんよ」という主張である。つまり「井の中の蛙」ですよ、というカミングアウトでもある。

「自分が間違っている可能性」を認めるからこそ、人は今いる場所から変わることができるのである。それこそが成長である。

疑問・質問を持ち続けること、「私は間違っているのではないか」「他にもっと正しい解があるのではないか」と考え続けること。そのようなキャラ、そのようなメンタリティーを日常から持っていれば、日本の社会がこのように硬直的に誤謬を保持し、間違いを認めない社会にはなっていなかったであろう。日本の官僚社会は医者社会同様、「質問をしない」「質問に答えてばかり」の「井の中の蛙」社会である。

そのような社会の一員である文科省が日本の教育現場を作り、箸の上げ下げまで事細かに教育内容や教育方法を指導する。昨今は大学教育にまで事細かに指南するようになった。

文科省は各大学に自主的に改革案を出せ、と要求する。が、それは文科省が機嫌よく納得してくれるような枠内での改革でなければならない。少なくとも大学がそのように「忖度」せざるをえないような中での改革案であり、文科省の官僚が読んでも理解できないような、「この世界の枠の外にある」ような案は採択されない。

文科省は学習指導要領において、子供たちが「主体的」になるよう要請している。しかし、その要領自体が、学校教師の一挙手一投足にまで指南し、事細かに指導し、あれをやれ、これをするなと規定している。

そのように箸の上げ下げまで指南されてがんじがらめの教師に主体性など持てるわけがない。主体性を持てない教師に教えられた子供が、主体性を持つようになるわけがない。

「なぜ、この教科書を使うって決めつけるの？　私、別の教科書も読んでみたい」とか「教科書にはこう書いてあるけど、本当のところはどうなのよ？」という子供たちが出現することを、文科省は絶対に歓迎しない。しかし、こういう疑問を発することができてこそ、主体的な子供というものであろう。

文科省は本音のところでは絶対に子供たちに主体的にはなってほしくないに決まっている。それを認めることは、自分たちのレゾンデートルそのものの否定だから。そんなことはない、と反論したければ前述の子供たちの意見を尊重し、教科書は生徒自身で決めさせるべきだ。

このように日本では「頭がよい」とされている医者や官僚は「案外」頭が悪い。それは、彼らが頭でっかちであるとか、世間知らずであるといった通俗的な意味で言っているのではない。もちろん、多くの医者や官僚は頭でっかちで世間知らずではあるけれども（それは彼らが過ごしてきた等質的な世界観がそうさせている）。

もっと根源的な意味で彼らは「頭が悪い」のだ。つまりは、「頭の悪さ」とか「よさ」の基準設定が間違っているために彼らは「頭がよい」と勘違いされてしまっているのである。**ぼくがここで言う「知性」とは、「わからない」と吐露し、「間違っていました」と素直にカミングアウトできるような知性である。**長い間日本社会ではそれを「知的な態度」と認めてこなかったのだ。

嫉妬心というキャラ

プライドの高さは「知的な態度」と拮抗するキャラである。こういうキャラは嫉妬心が強いことも特徴だ。逆に（高いプライドの裏返しとしての）自己を卑下しやすい人も「他人への嫉妬」という罠に陥りやすい。

他人への嫉妬、非難、足を引っ張る作業は時間の無駄遣いだ。自分の価値を貶めるムダな作業でもある。他人の足を引っ張っても自分が高まるわけではない（その身を貶めることになっても）。全体のパフォーマンスも上がらない。

しかし、このようなつまらない嫉妬が、どうしても止められない。人間とはかくも悲しい生き物なのだ。

受験は他人との相対比較によって自身の成否が判定される営為であると述べた。そういう相対比較に慣れ、その世界観にどっぷりハマっていると、他人との比較でしか自分を見ることができなくなる。こういう「他人を基準とした自己」という見方ばかりしていると、そこに嫉妬心が生じやすくなる。

だから、嫉妬心を克服するには**「他人と比較しない」**のがよい。他人と比較するから、嫉妬するわけだ。比較しなければ、嫉妬は起きない。

聖人君子のような「できた人」なら、「人は人、自分は自分」と割りきって人との比較はしなくなる。これが一番シンプルな解決方法だ。

しかし、言うは易し行うは難し。なかなか比較は止められないという人も多いだろう。

次におすすめなのは、**「比較の構造化」**だ。

これはどういうことかというと、「人との比較をしない」の逆をいき、徹底的に比較を追求するやり方だ。これは拙著『サルバルサン戦記』（光文社新書）で紹介した。

『サルバルサン戦記』は明治時代に活躍した微生物学者、秦佐八郎の生涯をまとめたものだ。世界で初めて抗菌薬を開発した人物だ。彼はぼくと同じ島根県の生まれである。同郷の親近感もあって、一度彼の人生を振り返ってみたかったのだ。彼の生涯を調べてまとめあげたのが『サルバルサン戦記』だ。

しかし、『サルバルサン戦記』には他にもいくつかの仕掛けを施した。そのひとつが「比較の構造化」なのだ。

島根県は、日本海側にある小さな場所だ。どこにあるか正確に言えない人も多いはずだ。島根県は鳥取県と並んで「山陰地方」をなしている。日本海側で「裏日本」とも呼ばれている。陰にして裏。いかにも辺境で影が薄い存在だ。

秦佐八郎は島根から中国山地を越えて、岡山の医学校に進学した。太平洋側の表日本、山陽に位置する学校だ。

田舎から来た秦はとても成績がよかったせいもあって、同級生たちからかなりやっかまれたそうだ。山陰の田舎者のくせに生意気だぞ、という嫉妬心がそこにはあったのだろう。

しかし、秦はこのような嫉妬心をバカバカしいと考える。山陰も山陽も日本列島全体では隣り合っていて、遠目からは微々たる違いしかない。まして世界地図から見たら「ほとんど同じ場所」と言ってよい。

岡山の学校を卒業した後、秦は東京で研究活動に従事し、さらにドイツに留学する。ここで秦はエールリッヒというノーベル賞を受賞したユダヤ人とともに世界最初の抗菌薬、「サルバルサン」を開発する。

当時のドイツ医学はダントツの世界一。「極東」の日本医学なんてずっと遅れていたわけで、学問的にも地理的にも秦は遅れた存在だった。東京やら岡山やら島根なんていう比較は、遠いドイツから見れば、まったくどうでもよい「五十歩百歩な」比較だろう。

内的にはエリート意識が強い岡山三高であるが、関東における評価はそれほど高くはなかった。後年、志賀潔は佐八郎を「大学出身者でない学者」と称していた。岡山三高は「大学」レベル以下と考えられていたのだ。（中略）

佐八郎は裏日本、山陰からやってきた辺境の人だと自分を認識していた。佐八郎にとって、岡山は「日の当たる表舞台」であった。しかし、その岡山も、東京の人から見ればやはり一辺境に過ぎない。その東京もドイツから見れば、「極東の片田舎」に過ぎない。そしてそのドイツだってヨーロッパの中では新興の成り上がり国家として見られていた。

辺境の辺境、そのまた辺境からやってきた佐八郎は、いわば岡目八目でこのヒエラルキーの連鎖を眺めることができた。岡山で高慢に振る舞う学生たちが滑稽に思われないでもなかったが、それを嗤う優越感すら佐八郎は抱かなかった。

他者に対する優越感など、所詮は虚しい幻想に過ぎぬ。優越感を抱くものは、他所（よそ）に行けば必ず劣等感に苦しめられる。優越感も、劣等感も同じ根拠から来るコインの裏表に過ぎない。辺境人たるおれは、そのようなものとは無縁に生きるのだ。そういう世界観とは別の世界観を持って生きるのだ。他人を羨むこともなければ、軽蔑することもしない。

（拙著『サルバルサン戦記』より）

ぼくが高校生の頃、世はバブル時代だったことはすでに述べた。ポスト団塊のベビーブーマー、受験戦争世代である。

当時、通っていた県立高校では、模試があるたびに、同じ市内の別の県立高校との平均点の優劣を競い、「今回はこっちが勝った、負けた」と一喜一憂していた。日本にはたくさん高校があるのに、島根のちっぽけな街の高校同士が勝った、負けたと騒ぐのはいかにも愚かしいことだとぼくは思っていた。

しかし、松江市内の高校で勝った、負けたと騒ぐのがバカバカしいのなら、ちっぽけな日本国内の学校同士で、勝った、負けたと騒ぐのも、やはりちっぽけな争いではなかろうか。少なくとも世界全体から見たら微々たる違いではないか。

こうやって「他者との比較」を徹底し、相対化していけば、「他者との比較」はバカバカしくなってくる。そうすれば、つまらない嫉妬心もだんだん消えていく。

しかし、多くの人はこの「隣の人との比較」をして「勝った」「負けた」と一喜一憂する営為を止められない。こういうしがらみから自由になれば、もっと自分を向上させる時間ができるのだが。

さて、もうひとつ嫉妬心を克服するよい方法がある。

それは、**他者として、絶対に自分が到達できないような超巨大な存在に目を向けることだ。**

ぼくの場合はアメリカの医者、ポール・ファーマーがそういう存在である。

ポール・ファーマーはアメリカのハーヴァード大学医学部の教授で、ぼくと同じく感染症が専門だ。おまけに人類学も専門としており、ハーヴァードではそちらの教授でもある。ポールにかかっては文系も理系も関係ない。ぼくのように半ちくに文系と理系の融合、「総合的な知」を妄想しただけで医学部に迷入した輩とはスケールが違いすぎる。

世界最高の知性を誇るハーヴァードの文理両方の教授であるファーマーの素晴らしさはそこにとどまらない。

彼は非常に献身的な診療医で、患者に誠心誠意尽くす。自国アメリカの患者を助けるだけでは満足できず、アフリカや南米など、世界の恵まれない地域を飛び回って、そういう恵まれない地域の医療にも尽力する。

そういう理想主義者はえてして組織づくりや資金調達が下手で挫折することが多いが、超理想主義者のポールは超現実主義者でもある。政財界とタフなネゴシエーションを重ね、著名な財界人と知り合いになり、クリントン財団などから多額の資金を集め、NPO団体を組織運営し、現地の医療セクターを育てようと学校や病院を運営する。

さらに驚くのは、そういう社会活動を行いながらも、非常にレベルの高い臨床研究を行い、途上国でもきちんと病気が治せることをデータで実証的に示し、これを論文としてNew England Journal of Medicineなど臨床系のトップジャーナルに何度も発表し、さらに自身の活動を本にまとめていることだ。

ぼくはシエラレオネでエボラ出血熱対策をしていたとき、ファーマーに直接会う機会を得た。世界保健機関（WHO）の外部コンサルタントとしてエボラ対策をしていたときのことだ。

知性とヒューマニティー、理想主義と現実主義が見事に融合したその姿に本当に圧倒された。シエラレオネの人たちはエボラで疲弊し、世界各国からの支援者たちのやや「上から目線」の態度にも若干、腹を立ててもいた。もともと黒人奴隷の三角貿易の歴史、イギリスの植民地だった歴史を持つシエラレオネの人たちは、白人に対する不信感が根強い。

しかし、白人のファーマーの心の溶かし方は見事だった。かれの演説には皆が感動し、一緒にエボラと戦おうという士気が高まった。「ファーマーが演説していると、まるで私一人のためだけにしゃべっているように聞こえる」とはファーマーの作ったNPO、パートナーズ・イン・ヘルスの人物のコメントだ。そのとおりだとぼくも思った。

彼こそはぼくにとってのヒーロー、医者の理想像といえよう。

WHOの専門家は世界で起きている様々な健康問題を説明するのはうまい。しかし、彼らがしばしばやるのは「できない理由」の説明である。WHOが官僚的だとしばしば批判される所以である（その批判を受けて、現在組織改革の真っ最中ではあるが）。

ファーマーは違う。ファーマーは現状分析をするが、現状説明で満足はしない。彼の眼はいつも未来を見ている。

ファーマーは人の健康は所与のものであり、貧しい国に生まれたからといって、健康にならないのは「仕方がない」と考えるべきではないと主張する。そして、どんなに貧しい国に生まれていても、先進国の人同様に健康になるべきだと主張する。主張するだけでなく、本当にそのゴールを目指して行動を起こしていく。

シエラレオネでも、ファーマーはエボラ対策の根源はそもそもシエラレオネの医療スペックが弱いからだと分析していた。その分析はＷＨＯもしていた。しかし、ＷＨＯは「シエラレオネは貧しいから仕方がない」という諦観をもっていた。ファーマーは違う。「ここに医学校を作ろう。医者や看護師を毎年数百人育てれば、ここの医療はずっとよくなる。医療の底上げをすることが最大のエボラ対策だ」と10年先の野望を語っていた。今起こっているエボラの流行をどう抑えるか、「今、ここ」のことしか考えていなかったぼくたちにとっては本当に驚愕だった。しかも、ファーマーはそれを内戦で疲弊したルワンダや地震で打ちのめされたハイチで実践済み。すでに結果を出していたのだ。シエラレオネでも同じことをやろうとしている。

現状分析と現状説明しかできない官僚的なＷＨＯの専門家たちに比べると、ファーマーの視線は未来の、現世界で説明できない枠外の世界を見据えている。スケールが大きすぎる。

翻って、ぼくなんかはそもそも大きな理念も持てない。日本の大学病院でチマチマと仕事をするのが関の山だ。組織をまとめ上げる実行力も、人望もない。学問的にもろくな成果をあげていないし、今後もあげる見込みなんてない。

よく、ロールモデルという言葉が使われる。しかしポール・ファーマーの場合は素晴らしすぎて、ぼくなどは目標にする気にもなれない。遥か彼方の存在だ。

しかし、こういう人を医者の理想像と規定しておけば、同僚や友人が有名な雑誌に論文を発表したとか、どこぞの病院で出世したとか、なんとかいう賞をとったとか、テレビに出たとかいう話はどれも「小さな話」になる。嫉妬の対象にはならない。自然、嫉妬心は起きなくなる。

もちろん、そういう成功した同僚や友人をくさすつもりはない。その成果は心から賞賛する。ただ、他人の成功が嫉妬心につながることもない。ましてや足を引っ張ろうという気分には到底ならない。友人の成功は心から喜べるし、部下や後輩にはいつだって「自分を追い抜いていってほしい」と思っている。

そして、嫉妬心を持たないことは時間効率的にも有効だ。**嫉妬している時間は端的に「無駄」だからである。その間、自分は1ミリも向上しない。**

嫉妬している暇があれば、自分を磨く努力をするべきなのだ。他人を貶める時間など1秒だって作るべきではない。

「わかっていない」に注目する

「頭が悪い」ということを自覚するということは、「おれにはわからない」という事実を表明することだ。「おれにはわからない」という表明を行うということは、要するに「質問する」ということだ。質問を重ねるには「私にはわかっていない」という自覚が必要である。

知識の体系はどんな人でも同じである。つまり、「わかっていること」と「わかっていないこと」がある。「わかっていること」の大きさには個々人で大小があろう。しかし「わかっている」ことと「わかっていないこと」の両者があることには変わりはない。そこには例外は、ない。

問題は、どちらの側により注目するか、である。

日本人の多くは自分が「わかっている」世界で勝負しようとする。なぜなら、「わかっていない」ことに注目すると、次に出てくるのは当然「質問」だからだ。当然、「わからん」「なんでだろう」となるのだ。

しかし、日本人の多くは自分が「わかっている」世界で勝負したがり、自分が「わかっていない」世界には目もくれない。

なるほど、彼らの多くは優秀かもしれない。自分の「わかっている」世界の中では。そういう人物は「わかっている」世界の大きさは他人よりもずっと大きいかもしれないが、「わかっていない」世界を無視し続ける限り、それは「やたら大きな井戸にいる蛙」に過ぎない。

「わかっている」人は質問しない。たまに出てきても、プライドが邪魔をしてそれを表明したがらない。そのうちにそうした質問も忘れてしまって「なかったこと」にしてしまう。プライドの高さというキャラは、知性にとって大きな障害である。

「わかっていないこと」に注目していれば、質問をするのは当たり前になる。これを繰り返しているうちに質問するのが上手になってくる。質問を重ね、新たな知識が生まれてくると自分の世界がリッチになっていく。

「質問をする」能力を失わない、質問を嫌がらない、質問を持続的に、繰り返し重ねられる。これが大切な態度である。

ぼくは大学の授業で学生に質問するように促すが、学生は、なかなか質問を思いつかない。学会などで講演をしても医者から質問を受けることは少ない。たまに質問があっても、それは真の「わからない」質問ではなく、「私はこう思うんですけどいかがでしょうか」というレトリカルな質問、すでに答えを自分の世界の中で持っていて、それを表明しているにすぎないことが多い。

想像力を豊かにし、「自分のわかっていない」世界に思いをよせればたくさんの質問が出てくるのに、それができない。流れるプールを逆走するのが難しいように、今まで質問に答えてきたメンタリティーを「質問する」メンタリティーに逆転させるのは難しい。プライドの高い医学生や医者は今までの考え方を逆転させること自体、大きな抵抗を感じてしまう。

しかし、すでに述べたように、この逆転を成し遂げなければ、まっとうな診療はできないのである。

質問には「よい質問」がある

ちゃんとした質問をするにはスキルが要る。

よくアメリカでは「悪い質問なんてない。しない質問だけが悪いんだ」という。

でも、これはあくまでも方便だ。「どんどん質問をしましょうね」と奨励するための建て前だ。アメリカは案外「本音と建て前」を使い分ける国なのだ。

本当は、質問には「よい質問」と「悪い質問」がある。**ただ「わかりません」と言っているだ**

けだと、質のよい質問者にはなれない。質問をするための知識や技術が必要になる。質問法を学ぶ必要がある

しかし、日本では質問の仕方を教えてもらうことはほとんどない。ぼくが授業で、神戸大学の医学生に「質問するスキル、これまで教えてもらったことある？」と訊くと、一人も挙手をしない。他の施設で同じ質問をしても、同様だ。

受験で必要とされるのは「質問に答える力」だ。「質問をする力」は受験には必要ない。学校教育（あるいは塾での教育）では効率よく受験に成功する最短距離を歩ませようとする。質問する方法がなおざりにされるのは当然だ。

「わかりません」という態度表明を、ギリシャの哲学者、ソクラテスは「無知の知」といった。わからないことがわかることは、単に「わかっている」よりもより「わかる」ということである。

「わかる」「わからない」問題はややこしい

少し話が難しくなってきた。「わかる」「わからない」問題はややこしい。

あることを「わかる」と言ったとき、それは本当にわかっているのだろうか。それとも「わかっているつもり」になっているだけなのだろうか。

もちろん、どっちの可能性もある。が、問題なのは、自分がわかっているか、わかっているつ

もりになっているだけなのかは、自分自身では判定しにくいということだ。

テストでよい点がとれたら、「わかっている」ことになるだろうか。でも、それも表層的な理解しかなく、たまたま偶然よい点がとれた結果にすぎないのかもしれない。よい点がとれるだけのショートカットを学んでいるだけなのかもしれない。「1600年と言えば関ヶ原の合戦と覚えておけ」と暗記した人は、テストでの正解は担保できても、関ヶ原の合戦を理解したとはいえないかもしれないではないか。

故・立川談志が得意だった落語「よかちょろ」で、道楽息子と父親が喧嘩する場面がある。

「おとっつぁんは、おれのこと、わかってない」

「いや、おれは、お前のことがわかってるんだよ。そのわかってるおれをつかまえてわかってない、というお前は、おとっつあんがお前のことがわかってるってことが、わかってないんだよ」

「いや、おとっつぁんは、おれのことがわかってないってことをおれはわかってるんですよ。ね。そのおとっつぁんがわかってないことを、わかってるおれを、わかってない、っていう、おとっつぁんは、わかってないんですよ」

「いや、おれはお前がわかってない、ってことをわかって……」

父親は息子のことを「わかっている」と確信しているが、その確信が正しい根拠はどこにもない。息子のほうも父親が自分のことを理解してくれないと難じるけれど、それを裏付ける根拠もない。

脳科学者の池谷裕二先生が興味深いことをおっしゃっている。

たいていの人は自分を過大評価しており、自分がそうである以上に高い能力がある、と勘違いしているのだそうだ。それも、能力の低い人ほど、過大評価しやすい（東洋経済オンライン２０１６年1月22日　能力の低い人ほど自分を「過大評価」する．http://toyokeizai.net/articles/-/101565）。

この話をすると、

「ああ、そういうイタい人、いますよね」

と笑う人がいる。けれども、そこが落とし穴だ。そう笑っている当人が、自分を過大評価している「イタい人」である可能性を最初から捨ててかかっているからだ。

自分を正当に評価するのはとても難しい。「自分のことくらい、おれが一番よくわかっている」と信じていても、実はわかっていない可能性も高い。いずれにしても自己評価自体が自己評価の正当性を保証することはない。

では、自分が「わかっている」のか「わかっていない」のかが「わからない」場合には、どうすればよいのか。

それは、「自分がわかっていない」説を採用することだ。

「わかっていない」と自己を規定しておけば、さらに精進して「わかる」の状態への発展が期待できる。たとえ本当は「わかっていた」場合でも、努力を重ねて悪いことはない。こうやって経験主義的にベテランが勉強をサボる動機付けを構造的に排除するのだ。

もし自分が「わかっている」と規定してしまうと、それ以上の成長は望めない。本当に「わかっていれば」ラッキーだが、そうでないときは単なる自分の過大評価、勘違い、イタい状況になってしまう。

だから、「わかっている」説、「わかっていない」説の両者が存在するときは、「わかっていない説」を採用するのが最適解だ。

我々には正確な未来予測ができない。いくつかの選択肢があるとき、「どれが正しいのかわからない」ことはよくある。

しかし、「どちらが正しいのかわからないけど、最適解がなにかは知ることができる」。その最適解を模索するのをゲーム理論という。結果的に未来にどのような現象が起きても、最適解さえ選択しておけば大きな間違いはない。

ゲーム理論の実践は、将来予見が難しいときの、よい頭のトレーニングになる。「わかる」「わからない」問題は、「わからない」が最適解である、とするのもゲーム理論のひとつの実践だ。

「相対性理論」を提唱したノーベル賞受賞者のアルベルト・アインシュタインは子供のときは劣等生だった。アインシュタインがノーベル賞をもらったのは「相対性理論」のためではないが、そのことは本書ではさしたる問題ではない。

アインシュタインは学校の成績は悪く、受験にも失敗し、怠け者で劣等生とみなされ、就職活動にも失敗した。

しかし、その後「奇跡の年」と呼ばれる1905年に、物理学史上超重要な論文を立て続けに

5本も発表する。その1つが特殊相対性理論であり、その後、さらに一般相対性理論も提唱している。現在では、人類史上最高の物理学者のひとりとして、知らない人はいないだろう。

アインシュタインは典型的な「頭の悪い」人だった。物わかりが悪く、よって学校の成績はよろしくない。

しかし、アインシュタインはその一方で、天才中の大天才だ。一見矛盾しているようだが、アインシュタインが受験勉強的「特殊な勉強」が極めて苦手で、より普遍的、一般的な勉強に長けていたと考えれば、そこには少しも矛盾はない。

ぼくの想像だが、アインシュタインは「頭が悪い」と学校で言われ続け、「わからない」モードを自分のベースにおいたのではなかろうか。アインシュタインは自分のことは天才だとはまったく思っていなかったという。

自分の基本モードを「わからない」に置く。そして「だったら、わかるようになりたい」と考える。これを繰り返し、考えに考え抜き、物理現象を「わかったことにしない」。その長年の積み重ねが、「相対性理論」という物理学の巨大な業績をもたらしたのではなかろうか。

もちろん、アインシュタインという事例は、極端な例外的な事例かもしれない。我々のような凡人にアプライできるような一般事例ではないかもしれない。

しかし、「わからない」「自分は頭が悪い」という基本モードが、深くて真摯な思考をもたらす、というのは一般論としてなりたつだろう。「わかった」と言ってしまえば、その先の思考は止まるからだ。

孔子は弟子に「之を如何せん、之を如何せんと曰はざる者は、吾之を如何ともすること末きのみ」と言ったそうだ。

「如何せん（いかんせん）」というのは「わからない」という意味である。「わからない、わからない、と言わないような奴に、私はなにも教えられないよ」ということである。なにかを学ぼうと思ったら「おれはわかってるよ」モードから、「私にはわからない」モードになる必要があるのだ。

謙虚になれば、今の自分に満足しない。満足しないから、勉強しようというエネルギーが注入される。今の自分に満足していれば、勉強したい、しようという意欲は生じない。

「わからない」に身をおく態度は質問を促し、勉強努力も促す。つまり、現在の医者や官僚たちが抱えている「頭が悪い」問題を一挙に解決してくれるのだ。

エピソード記憶の罠

佐伯胖の『「学び」の構造』（東洋館出版社）によると、**日本人の「わかる」はむしろ「おぼえる」に近いという。**

だから、エピソード記憶に頼る。記憶してしまうことで、「わかったこと」にしてしまう。

エピソード記憶というのは自分の体験の記憶のことだ。「インフルエンザワクチンを打ったのに、インフルエンザになった。その記憶に基づき、インフルエンザは効かない」という考え方をしてしまう。これは経験主義の一亜型と言ってよい。

しかし、経験主義は誤謬に陥りやすい。たくさんのデータを検証し、インフルエンザワクチン接種者と非接種者を比較すれば異なる結果が出てくるかもしれない。「比較」は経験主義を乗り越えるための、最も現実的な方法だ。

そういう検証をした研究は実は数多くある。そして、その研究結果から、インフルエンザワクチンは「効く」ことがわかっている。個人のエピソード記憶に頼るのが危険なことを示す一例だ。日本では「わかる」を「記憶する」と混同している。しかし、記憶することは「わかった」ことにはならない。

「わかる」と「一般化」

では、わかるとはなにか。

わかるとは、例えば「一般化」である。

エピソード記憶に頼らないためには、「エピソード記憶は一般化できるか?」と「質問」しなければならない。ここでも大切なのは疑問・質問を持つことだ。

ものごとは一般化できることと、個別化しなければならないことに分けられる。

インフルエンザワクチンを打った⇩インフルエンザになった

は個別のエピソードにすぎない。一般化可能かどうかをこのエピソード記憶は保証しない。

例えば、車のスピードを上げていくと交通事故のリスクは増していく。これが一般化できる事実だ。しかし、車のスピードを上げても事故を起こさないことはある。車のスピードを下げても事故を起こしてしまうこともある。マトリックスにすると、

		事故	
		起きる	起きない
スピード	上がる		
	上がらない		

の4つの事象に分類できる。
この1つ1つのマス目を等質に扱わないことが大事である。つまり、

スピードが上がる、事故が起きる
スピードが上がらない、事故は起きない

という事象は起きやすい。そして、

スピードは上がらない、でも事故が起きる
スピードが上がる、でも事故は起きない

という事象は起きにくい。両者を区別し、より可能性の高い方策を選択するのが理にかなったやり方だ。

同様に、インフルエンザワクチンの効果を吟味する際もマトリックスを作る必要がある。

		ワクチン	
		打った	打たない
インフルエンザ	なった		
	ならない		

のマトリックスだ。このマトリックスを意図的に作り、吟味するのが臨床試験だ。マトリックスを作るとは、「比較」することである。経験主義を脱するには比較が必要だと述べたのはそのためだ。実際の臨床試験はもっと手が込んでおり、テクニカルにはいろいろ煩瑣なところもあるのだけれど、要するに2×2のマトリックスを作って比較することが骨子と言ってよい。

エピソード記憶に頼ってしまうと、稀な事象を一般化してしまい判断を誤るのだ。とくに成功のエピソードは判断を誤らせやすい。いわゆる「武勇伝」である。

「おれは3日も徹夜して緊急オペに従事していた」

のような稀な武勇伝が一般化されると、

「徹夜してでも医療に従事するのが当たり前」

という誤った行動様式が定着してしまう。本来ならば、

「徹夜すると医療のパフォーマンスは落ちる」

⇩

「だから、徹夜はしないほうがよい」

⇩

「徹夜明け（当直明け）の医者が次の日診療をしなくてよいような仕組みづくりをしなければならない」

という論理的な議論を行うべきなのだが、医療の世界は「案外」非論理的である。

「当直明けの診療や手術はみんなやっている」

「これまでもやってきた」

という誤った根拠で誤ったプラクティスの横行が正当化されてしまう。

「わかっている」の深さ

質問は単発で終わるものとは限らない。単発の質問。これは、質問を嫌い、すぐに答えを出そうとする医者がよくやる誤謬だ。

「どこかお悪いのですか?」

「眠れないんです」

「そうですか。では睡眠薬を出しておきましょう」

これは典型的な医者の会話パターンである。患者の訴えに対して

眠れない⇩睡眠薬

とすぐに「わかりやすい」答え(パターン認識として)を出してしまう。

しかし、本当に大事なのは答えを出すことではない。大事なのは質問することだ。例えば、

「どうして、眠れないのでしょう」

という質問をしてみよう。もしかしたら、

「人間関係で悩んでいて、それで眠れないのです」

という回答が返ってくるかもしれない。その場合、「睡眠薬」は問題の根本解決にはならない。

睡眠薬は眠れない人を眠れるようにはしてくれるかもしれないが、「人間関係の悩み」は解決し

てくれないのだから。

質問には深みがある。たった2回の質問では不十分かもしれない。実際、

「人間関係の悩み」

と言われてもぼくには一般的すぎてピンとこない。これでは患者さんの「本当の」悩みはわからない。なので、

「具体的にはどういう人間関係のことでしょうか」

「なにか実際にあったのでしょうか」

といった質問を重ねていかねばならない。そうやってたくさんの質問を重ねていき、

「わからない」「納得いかない」

という状況から、

「なるほど、それなら眠れないのも無理はない」

と納得するまで、質問を重ねる。ときには7回とか8回とたくさんの質問をしなければならない。

このように繰り返し質問をする、納得するまで質問する、は「よい質問」の一例だ。質問は手段である。目的ではない。大切なのは、

「わからない」

ことであり、

「わかりたい」

ことだ。表層的な「わかった」ではなく、本当の意味で「わかった」と納得いくまで質問を重ねなければならない。

そのためには、自分の「わかった」がうわっつらの表面的なものか、本当の深いところで納得理解しているのか、常に確認し続ける必要がある。この例でいうと「患者さんの本当の悩み」がそれに相当する。

これを専門的にはroot cause analysis（ＲＣＡ）という。

よく医者は「患者に共感的な態度を取れ」と言う。しかし、患者の本当の悩みを理解しなければ、それは「共感したふり」に過ぎない。本当に共感するためには、患者を、そして患者の悩みを底の底から理解しなければならない。

医者は質問が苦手であり「すぐに答えを出したがる」。そのため、「本当に共感する」レベルに達するのが難しい。だから「共感したふり」をして終わらせてしまう。

「共感してないのに共感したふりをしてはあかん」はぼくが部下によく伝えるメッセージだ。

「わかる」「わからない」というのは相対的な判断で、本当の意味でどのくらい「わかっている」のかは、簡単には判断できない。主観的な判断は単なる「思い込み」の可能性も高い。第三者評価委員会かなにかの他者評価だって、まっとうな評価かどうかはわからない。お手盛りの、いいかげんな評価がなされる場合だってけっこうある。

だから、「一般化」やＲＣＡなどを駆使し、できるだけ「わかる」に漸近していくのだ。そして「わかる」に接近するために最も大切なのが、（一見逆説的だが）「わからない」立場に身をおくことなのだ。

ちゃんとした教科書とは

「わかる」が半ちくな学びにならないよう、ぼくは「ちゃんとした」教科書を読みなさい、と学生に要請している。

教科書にちゃんとした教科書とか、ちゃんとしてない教科書とか、あるのか。こう驚く人もいるかもしれない。

しかし、教科書にもよい教科書とそうでない教科書がある。だから、本当は高校までの教科書も複数比較して、どの教科書がベターか判定してみたりしたほうがよい。もっと言うならば、文科省が教科書検定とかをするのは間違っている。教科書の評価そのものも学習であり、それを現場の教師と生徒がやればとても大きな学びとなるであろうに。だいたい、このようなおかみが上から教科書を与える、という慣習をもつから「教科書によい教科書とそうでない教科書がある」とか「教科書でも間違っていることがある」という事実に生徒が気づかなくなるのだ。そしてそれは「質問しない」「質問できない」態度につながっていく。

では、ちゃんとした教科書とはどういう教科書なのだろうか。

これに答える一般解はない。が、とりあえずぼくは、その領域の「定番」とされている教科書をまず読んでみるようおすすめしている。それを暫定的な基準点とし、他の教科書と比較するのだ。臨床試験のところでも述べたが、「比較」は知性を磨くのにとても大切な作業である。

例えばぼくは内科医だが、内科の定番の教科書と言えば『ハリソン内科学』だ。二冊組で、英語版の原書は大きくて重くて2770ページもある。日本語版も出ている。ぼくも翻訳や監訳を手伝った。まあ、こういう翻訳本を作ってしまうとますます医学生や医者は英語の教科書を読めなくなってしまうので、ちょっと罪悪感を感じるけれど。

「ちゃんとした」教科書は、その領域の世界観がきちんと網羅的に詰まっており、バランスが取れている。病気についての記述が正確に書かれており、その記載を読めば患者さんを診察したとき、ちゃんと診断ができるような記載になっている。

一方、「ちゃんとしてない」教科書の記載は網羅的ではない。したがって、ちゃんと患者さんを診察し、診断することができない。

医学生はしばしば『病気がみえる』や『イヤーノート』という本で勉強している。**こうした本は、エッセンスだけをまとめた、いわゆる「アンチョコ本」であり、「ちゃんとしてない」教科書だ。**ぼくがUSMLEを受験したとき、東大の学生たちが読んでいた「アンチョコ」と同じである。

例えば、マラリアという病気がある。熱帯地方でよくある感染症で、蚊に刺されてうつる原虫感染症だ。

『病気がみえる』を開くと、「マラリア」は間欠熱を示す。

と書いてある。間欠熱は、「かんけつねつ」と読む。熱が出る日と出ない日が交互に、一定の間隔で繰り返されるような熱の出方をいう。

一方、『ハリソン内科学』でのマラリアの熱に関する記載はこうなっている。

The classic malarial paroxysms, in which fever spikes, chills, and rigors occur at regular intervals, are relatively unusual and suggest infection with *P. vivax* and *P. ovale*. The fever is usually irregular at first (that of falciparum malaria may never become regular).

つまり、間欠熱（fever at regular intervals）はあるかもしれないけど、比較的珍しい（relatively unusual）と書いてあるのだ。

『病気がみえる』では「間欠熱がある」と記載され、『ハリソン』では「間欠熱は比較的珍しい」となっている。驚くことに、真逆の記載になっているのだ。

間欠熱はマラリアの症状ではとても特徴的だ。でも、特徴的な症状は実は大多数の患者さんには起きない。テストの平均点が77点であっても、実際に77点をとっている人がほとんどいないのと似ている。

「平均点を実際に取る人は少なく、典型的な症状を示す患者も実は少ない」。このような「一般化できる理解」が教科書を読むときに大事である。

さて、『病気がみえる』だけで内科を勉強した人は、危うい。なぜなら、熱の患者さんを見ても「ああ、この患者さん、間欠熱ないな。ということはマラリアじゃないな」と間違った論拠で間違った結論を導き出してしまうからだ。実際にはその患者は「間欠熱のないマラリア」、すなわち多数派の、よくある、典型的なマラリア患者かもしれないのに。

つまり、「ちゃんとしてない」教科書で勉強すると構造的に誤診しやすいのだ。

誤診は医者が回避すべき、最大の誤謬のひとつである。

医者に必要な属性はいろいろある。コミュニケーション能力、手先の器用さ、記憶力などなど。しかし、そうした属性がたとえなくても、医者として頑張ることは不可能ではない。コミュニケーション能力が低い寡黙な医者でもよいドクターにはなれる。手先が不器用でも、手先の器用さを必要としない診療科で活躍することはできる。記憶力など、スマホやネットでいくらでも補完できる。

しかし、誤診しまくる医者に名医はいない。もちろん、医者は神様ではなく、どんな医者でもときには間違えることはある。しかし構造的に誤診しまくる医者は絶対に名医とは言えない。間違った根拠で誤診してしまう医者は少なくない。その理由のひとつは、多くの医者が「ちゃんとした」教科書を読んでないからだとぼくは思う。

『病気がみえる』はテスト対策、例えば医師国家試験対策には有用かもしれない。なぜなら、医師国家試験では典型的でわかりやすい患者の事例しか問題に出されないからだ。そこではマラリア患者はおそらく間欠熱を出していることだろう。

しかし、本物の患者はそうではない。そして、もちろん本物の患者に正確に対峙できなければちゃんとした医者とは言えない。「ちゃんとした教科書」を読まねばならないのは、そのためだ。

これは医学のみならず、おそらくすべての学問領域について言えることだ。心理学、経済学、教育学。「アンチョコ本」はそのわかりやすいところをまとめた抽出物だが、そういう「アンチョコ」だけで学んでいては、その学問をしっかり学ぶことはできない。そして、マラリアの事例が教えてくれるようにかえって間違ってしまう可能性も高い。

ぼくは『病気がみえる』のような「アンチョコ本」の存在そのものを否定しているわけではない。学校教育には時間的制約があり、しばしば「効率」が必要だ。とくに試験対策はそうだ。先ほど言ったように、医師国家試験だったら「マラリア＝間欠熱」でたぶんいけるだろう。

「アンチョコ本」は勉強をスタートさせるための「スターター」としても有効だ。まずはその学問領域をちょこっと覗いてみるためには便利だ。また、その領域を「ちょっと触りだけ見ておきたい」という場合も有効だ。

ぼく自身もよく「アンチョコ本」を利用する。例えば「ビジネスの世界でよく使うU理論ってなんだろう？　別にそんなに突っ込んで勉強したいとは思わないけど、ちょろっと知っときたい」というときはU理論に関する新書とかマンガ解説本でサラリと学ぶ。

ただし、そういう「サラリ」の場合は、ぼくは決して「自分はU理論のことは理解した」なんて思わない。その世界を触ってみただけの素人で、「ちゃんとはわかっていない」という自覚を忘れないことが大切だ。

「サラリ」でわかったつもりになるのが危険なのである。

ネットに蔓延する「わかったつもり」

「わかる」「わからない」は相対的な判断だ。「わかってない」と思っておいたほうが正しい判断のことが多いのだが、人は得てしてちょっとカジッただけで「わかったつもり」になってしまう。

それに拍車をかけているのがツイッターのようなSNSだ。

ツイッターの特徴は、プロの専門家に素人が直接コメントできることだ。そして、その専門家から返答をもらえることもしばしばある。

ぼくもツイッターでいろんな人とコミュニケーションをとっていた時期があった。でも、ある時期から止めてしまった。

それは、あまりに多くの人が「おれはわかってる人だ」と確信して、専門家のぼくに議論をふっかけてくるからだ。あれは質問ではなくて一種の恫喝だ。学会などで講演の後で医者がふっかけてくる「私はこう思うんですけどいかがでしょう」みたいなレトリカルな質問（のふり）だ。

その人たちの「わかってる」はネットでちょこっと勉強して得た程度の「わかってる」だ。でも、そのネット情報もしばしば出処は怪しい、トンデモ情報だったりする。そういう怪しげな情報を鵜呑みにして、その付け焼き刃な知識で「お前の言ってることはおかしい」みたいな主張をするのだ。こういう人はとても多い。たぶん昔から多かったのだろうが、SNSの進歩で顕在化してしまった。

要するにああいう「絡んでくる」人たちは「わかってる人」だ。「確信している人」だ。だから、少しもそれ以上学ぼうとしない、意地でも変わろうとはしない。

そういう人を相手にコミュニケーションをとるのはまったくの時間の無駄だ。なので、最近はすぐにブロックすることにしている。

マンガや新書のような「入門書」「アンチョコ本」ではその領域が「わかった」と思ってはいけない。ネットの怪しい情報など論外だ。そういう情報のレベルでは「自分はわかっていない」と理解しておく必要がある。

で、その領域をちゃんと勉強したかったら、やはり「ちゃんとした」教科書を読まねばならない。

ぼくは専門家に素人が議論をふっかけるな、と申し上げているのではない。本気で医学、医療、感染症について意見したい、というのは大歓迎だ。実際、そういう「素人」の方の意見にはっとさせられることもある。こちらが新たな発見をすることも少なくない。

それでもだ。素人さんが専門家に議論をふっかける、意見するなら、まずはその領域について基本的な学習は済ませておく必要がある。その前提条件が、「ちゃんとした教科書を読む」だ。

実は、「ちゃんとした教科書を読む」はあくまで前提に過ぎず、話の終わりではない。教科書にも載っていないような新たな治験は学会での発表や論文での発表に出ている。そこにも載っていない場合、「新しい研究」が行われることもある。だから、教科書さえ読めば「わかる」というものでもない。

しかし、少なくともその領域の「ちゃんとした教科書」を読み、その世界観を理解することで、初めてその先の理解を深めることが可能になる。そのための前提条件が、「ちゃんとした教科書」だ。「ちゃんとした教科書」を読めばよいとは限らないが、読まないという選択肢はありえない。

ぼく自身、専門外の領域に言及することはある。例えば、教育について。例えば、がん治療について。例えば、食べ物と健康について。いずれも自分の専門外のトピックだ。

ぼくは以前、近藤誠氏という放射線科医の見解に反論したことがある。近藤氏は、『患者よ、がんと闘うな』という本を出版し、がんの治療は（ほとんど）無意味だと主張し、がんの手術療法や化学療法を否定した。その斬新な見解は大いに話題になり、多くの支持者も得ている。

しかし、ぼくはその理論に違和感を覚えたので、「近藤氏の意見はこういう根拠でおかしい」と反論した。その内容は『「リスク」の食べ方』（ちくま新書）という本にまとめた。

がんの専門家である近藤氏に、がんを専門としないぼくががん治療について意見するのは大変なことだ。そこで専門書を読み、関係した重要な論文を読み、勉強に勉強を重ね、きちんと反論できる準備をしてから反論を展開した。

素人が専門家に意見するのはものすごいエネルギーを要する難題なのだ。

いわゆる素人の方がぼくに意見してくるとき（その意見はたいてい、勉強不足だったり、偏っていたり、勘違いしているような意見だが）その間違いを正すとともに、「もしこの議論をお続けになりたいのなら、ちゃんとした教科書をまず読むことをオススメしますよ」と申し上げることがある。

でも、そういう方で「わかりました。教科書を読んで出直してきます」という人はいない。これは全然不思議な話ではない。**彼らの目的は「勉強して、真実を知ること」ではないからだ。**ぼくに議論をふっかけてくる「素人」の多くにとっては、なにが正しいかなんて問題ではない。自分が確信していることを正しいと頑迷に主張し、反対者を論難したいだけだ。だから、「人の言葉に耳を貸さない」。

「頭が悪い」人の勉強にとって、「人の話を聞く」は極めて重要な要素だ。わからない、わからないから知りたい、知りたいから、質問する。質問する、が学習のベースにある。でも、彼らはそもそも最初から勉強する気はない。自分の意見を強固にするため、反対者を言い負かしたいだけなのだ。ポジション・トークをかましたいだけなのだ。

いわゆる「トンデモ科学」の信憑者はこうやって増えていく。

「トンデモ科学」と「本当の科学」の違いはこうだ。前者は「絶対に反論を許さない」科学であり、後者は「常に反論の可能性を認め、謙虚に耳を傾ける」ような科学だ。カール・ポパーは後者を「反証可能性」と言った。反証可能性がない無謬な（自称）科学はトンデモ、というわけだ。

それは科学の宗教化と読み替えてもよい。トンデモ科学の主張者は自身の絶対性を喧伝し、間違いは絶対に認めない。宗教の教祖のようである。支持者も宗教的で、絶対的にその主張者を「信じる」。彼（女）と議論などはしない。教祖は信じる対象であり、信者にとって真実は最初から決定されているからだ。

「頭がよい」とはどういうことか

さて、これまで「医者は案外頭が悪い」という話をし、その根拠として、

① シンプルに勉強不足

② 質問する習慣の欠如

という二点を指摘した。

では、逆に「頭がよい」とはいったい、どういうことだろうか。あるいは、「思考する」とはどういうことであろうか。

ぼくが思うに、「思考する」とは現在の自分の思考の枠を飛び越えていこうとする知的営為の連続だ。「頭がよい」とは現在の自分を否定して、自分の知性の枠の外に絶えず飛び出し続けようという好奇心と、勇気を持ち続けるような態度を指す。

したがって、手持ちの知識量の多い・少ないは、(一般に信じられているのとは異なり)「頭のよさ」とは関係ない。

自分を否定するとは「自分にはわからない」と言い続けることだ。そして、現在の「わかっていない自分」の存在を認め続けることだ。自分の知性の枠外にある「まだ見えていない世界」に絶え間ない好奇心を持ち続けるような態度だ。

弁証法という言葉がある。本来、弁証法とはこのような態度であるとぼくは思う。

弁証法と言えばヘーゲルとかマルクスが有名だが、前者は歴史の中で西洋社会の行く末を「必然」視し、結局その枠から外には出なかったように思える。また、日本のマルクス主義者たちの多くはやはりヘーゲルの「歴史」同様、結論ありきの議論で階級闘争を論じ、マルクス主義の行末は階級闘争の果てにくる労働者の勝利と共産主義社会(だけ)、と「信じた」ので、そういう意味では弁証法的ではなかったのではなかろうか。本当であれば、「歴史の必然など実はないのではないか」と懐疑的な態度を持ち続けることこそが真に弁証法的な態度だとぼくは思う。

このような(ぼくが理解するような)弁証法的知性を日本の社会では「頭がよい」とは考えない。なぜならば日本においては「頭がよい」とは「なんでも知っている」タイプを指すからである。官僚や医者によくあるような。

人の話を聞くために大切な「たった1つのこと」

「人の話を聞く」ときには、最初にやっておくべき「1つのこと」がある。それは、

相手の言いたいことを理解する。

これだけだ。そんなの当たり前じゃないか、と思ってはいけない。これが案外、できていないからだ。

ポイントは「相手の言っていること」ではなく、「相手の言いたいこと」である点だ。言葉尻をとらえて相手を論難しようとするのではなく、相手の真意を知らねばならないということだ。

したがって、その真意がはっきりしないのなら、相手に質問しなければならない。

「あなたのおっしゃることはよく理解できませんでした。もう少し教えてください」

と。あるいは

「あなたのおっしゃりたいのは、こういうことでしょうか」

と。

こういう確認作業はとても役に立つ。もし相手が「いえいえ、そういう意味じゃなくて」と反論してくれれば、「なるほど。ではどういう意味だったのでしょうか」とさらに質問を重ねる。

こうやってコミュニケーションは正しく成立する。

「相手の言いたいことを理解する」こと。これは、案外できていないことが多い。

とくに「頭がよい」と自認している人のほうがこれができない。

これには、いくつか理由がある。

一番大きな理由は、**「相手の言っていること」を自分の文脈になぞらえて聞いてしまっている間違いだ。**自分の世界観の枠内に閉じこもり、その外には自分が理解していない文脈がある可能性を捨象している。

例えば、ぼくが「医学生や医者は質問が苦手だ」と説明したとしよう。こういう言葉に、「そんなことは間違いだ、おれは会合でいつも質問ばかりしている」という反論をいただくことがある。

しかし、その方はぼくが「本当に言いたいこと」を聞こうとしてはいない。彼・彼女は「医学生や医者は質問が苦手ではない」という自説を主張し、そこから一歩も動くものか、という決意を固めている。そこで、ぼくが説明している

「頭が悪い」という前提⇩「わからない」という自覚⇩知りたいという欲望⇩質問

という課程を無視してしまい、

自分は質問している（だからお前は間違っている）

という結論にジャンプしてしまう。ぼくが「本当に言いたいこと」を一所懸命聞こうとしていればこういうことは起きないのだが、自説を前提にしているから、そういう真意を汲み取れない。

あるいは汲み取ることはどうでもよいのかもしれない。大切なのは「結局医者は質問が苦手なんだろうか」ではなく、「おれ様が相手を論破する」ことなのだから。

「おれはちゃんと質問している」とおっしゃる方の質問は、実は質問ではない。「先生はこうおっしゃっていますが、本当はこうなのではないですか」というレトリカル・クエスチョンだ。「わからないから知りたい」という「わからない」をベースにした質問ではなく、単に相手の言説を利用して自説を演説したいだけなのだ。「知りたい」のではなく、「わかってるんだ」という態度だ。

学術集会とかで出される「質問」の多くはこのタイプだ。やはり多くの場合、医者は質問するのが苦手なのだ。

前述のように（30ページ）哲学者の鷲田清一先生は、**コミュニケーションとは「コミュニケーションの後で自分が変わる覚悟ができているような」やり方でのコミュニケーションである、**とおっしゃっている。

おれはわかっていない。わかるようになりたい。だから、いつでも変わる覚悟はできている、という状況下では人は学習できる。「おれはその答えはわかっている。この議論はただお前を論難し、コテンパンにやっつけてスッキリしたいだけだ。お前がなにを言おうが、おれは自分の意見は1ミリも変えるつもりはない」という態度では、本当のコミュニケーションはなりたたない。また、新たな学びもない。そこにはただ「演説の応酬」があるだけだ。

そして、相手が本当に言いたいことがわかったとき、そのときこそ自分が変わるチャンスだ。

自分が変わるということは、今日までの自分と少しは違う自分になるということだ。
それを我々は「学習」と呼ぶ。学習者とは、変わることのできる人のことだからだ。

昭和の知性と平成の知性

「質問する」よりも「質問に答える」能力の涵養は、本当の意味での「頭のよさ」を保証せず、むしろ「頭が悪い」原因になってしまう。

しかし、昭和の時代にはそのような「頭の悪さ」は目立たなかった。情報量の絶対的な少なさと流通の滞りのためである。

要するに、昭和の時代にはインターネットがなかったのだ。

インターネットがない時代。官僚は世の中にある情報をほぼ独占的にかき集め、独占することができた。国家権力は権力の罰則的行使能力もさることながら、情報収集能力において力を発揮していたのだ。だから、官僚以外には「なにが起きているのかわからない」。この情報のラテラリティーが彼らを強力にしたのである。

医者についても同じである。医学の知識量は膨大で、余人が片手間に入手できるものではない。外国語混じりの専門用語で医者にこうだと断定されれば、それに反論できる患者はほとんどいなかった。カルテ開示も拒まれ、かりに入手できても悪筆の専門用語を解読できない。

そもそも、昔の日本の医者はあまりカルテを書かなかった。外的説明責任がなかったせいで、カルテは「自分だけが読めればよいメモ」だったのである。

それくらい日本の医療は主治医や、タコツボ的な教授をトップとする組織、すなわち「医局」で完結しており、外的説明責任はなく、その営為は独占的であった。要するに、やりたい放題だったのである。

ぼくが大学に入学した1990年、ある方にこのような指摘をされたことがある。

「医学部はなぜ他の学部と違って6年制なのか。それは勉強量が全然違うからだ。工学部でも農学部でも文学部でも、こんなにたくさんの物量的知識を必要としない。解剖学を学び、生理学を学び、生化学を学び、病理学を学び、内科学、外科学、小児科学、産婦人科学などたくさんの勉強をして、6年かけてようやく卒業できる。ゼミも卒論もない。そんな暇はないからだ。ひたすら、授業、実習、試験で知識と技術を習得して、6年かけて卒業するのだ。教科書を平積みにしたら、自分の背丈と同じくらいの高さの分量を勉強しなければならないのだ」

「自分の背丈と同じくらい」の真偽は知らないが、昭和の医学部にこのようなエートスが蔓延していたことは事実である。受験勉強時代ほどはつらくはない。しかし、勉強量は半端ではない。たくさんの知識を詰め込んで、物知りにならないと医者にはなれないというわけだ。

1950年にあった医学知識の総量が、医学の進歩で倍になるまで50年かかったのだそうだ。1980年にはこれが7年になり、2010年には3・5年になった。2020年には、なんとたったの73日で医学知識は倍になると見積もられている（Densen P. Challenges and

Opportunities Facing Medical Education. Trans Am Clin Climatol Assoc. 2011; 122: 48-58.)。

情報量の増加がゆっくりだった昭和の時代であれば、たくさん勉強してより物知りなほうが偉い、という価値観はある程度理解できる。知っているほうが知らないよりも偉いという価値観、知識の物量争いである。

しかし、わずか2ヶ月ちょっとで専門領域の知識量が倍になってしまう現在、個々人がこれだけ知っているとか、あれを知らないといった比較はほとんど意味をなさない。大きく見れば、ぼくたち個々人は医学について「ほとんど知らない」。知識量の多寡など、どんぐりの背比べにすぎない。

むしろ、「私はここを知らない」という自覚があったほうが、「私はここを知っている」と偉ぶるよりもずっと価値が高い。

ネットの時代においては、「知らないこと」そのものは問題ではない。情報へのアクセスはネット以前の時代に比べると遥かに簡単だから、「知らない」はすぐに「知る」に転換できる。

しかし、知らないという自覚は大切である。**無知の自覚がないものは、自分の知識体系の中で窮屈に住まうだけで、そこから外には一歩も出ることができないからだ。**

ぼくが学生の頃は、わからないことは辞書をひいた。しかし、辞書は大きく、すぐにアクセスできない。すぐにアクセスできないと、知らないこともついつい後回しにしてしまい、そのまま知らないままにほったらかしてしまう。

しかし、現在、ぼくのスマホには『大辞林』と『日本国語大辞典』が入っている。『ランダムハウス英和大辞典』も入っている。『英辞郎（英和・和英）』も入っている。『漢和辞典』が入っている。その他いくつかの言語の辞書も入っている。さらにはネットへのアクセスもある。たくさんのことを瞬時に調べることができる。

昭和の時代の物知りは、うんちくを垂れたものである。今や「バルザックと言えばね…」とうんちくを語る機会はない。「バルザック」とGoogleで検索すれば、うんちくオヤジがくどくど語る程度の情報は即座に手に入るからだ。うんちくオヤジの時代は終わったのである。プリニウスとか立花隆とか、ああいう博覧強記、百科事典的物知り（encyclopedist）の時代は終わったのである。

代わりに貴重とされるようになったのは、哲学者のような、ものの考え方「そのもの」に揺さぶりをかけるような知識人である。**自分たちが普段考えないような考え方を提示できるタイプの知識人だ。**

このような哲学者は、80年代から90年代に流行したようなポストモダンな知識人、ニュー・アカデミズムの知識人とは違う。

ぼくの個人的な見解だが、ニュー・アカデミズム時代の知識人の武器もやはり情報であった。知の世界の最新流行に追いつき、それを紹介できる人が偉い、というわけである。例えば、フランス（当時の思想界ではフランス現代思想が流行だったのだ！）で今一番注目されている知識人の書いた本をいち早く読み解き、それをできるだけ難解に紹介する。「これが最先端の流行だ」

と言える人が偉かったのである。

しかし、このようなタイプの知の世界は、必然的に寿命が短い。現在の最先端は、数年後には時代遅れになってしまうからだ。それでも80年代のように流行の寿命が数年は続いた、緩やかな時代であればまだよかった。

現在では知の領域のみならず、あらゆる領域の賞味期限が極めて短くなっている。流行の最先端でいられるのはほんのわずかな期間だけで、あっという間にその流行は「時代遅れ」となる。

ちょっと前までサンデルの『白熱教室』とかピケティの経済学とかが小流行した。昔だったら、そういう思想を最初に紹介した人が「偉く」なれた。しかし、我々はもはやサンデルやピケティに最初に注目した日本人の名前など覚えていない。いや、サンデルやピケティすらすでに「流行遅れ」と感じてしまう。賞味期限が短くなり、それが切れてしまったのだ。

インターネットに象徴される情報公開時代が到来し、官僚も医者も情報を独占することはできなくなった。難解な専門用語であっても、ネット上でだれかが解説してくれる。

医局や霞が関での閉じた空間の行為もネットに「晒され」るようになり、不正は即座に見つけ出され、拡散されるようになった。

おそらくはSTAP細胞や「ディオバン」事件のような研究不正も、昔からあちこちで行われていたのではなかろうか。しかし、ネットのなかった時代にはだれもそのような不正研究の存在すら知らなかった。

ネットにより多くの人が情報にアクセスする。そして、不正があればだれかがいつか看破する。

そのような「看破の時代」になったのである。

物知りよりも、「一般的な」知性を

医学部は物量ベースでたくさんの知識を必要とする。たくさん知っているほうが偉い。そう考えられがちだ。

しかし、前述のようにインターネットの発達によって過度に情報化した現在の社会において、「知っている」「知らない」の区別は相対的なものにすぎない。我々の知っていることよりも、知らないことのほうが遥かに多い。

したがって、手持ちのデータの多寡そのものよりも、そのデータの一般的な扱い方を学んでいたほうがよい。

例えば、新薬が発売されるとメーカーのMRが薬について説明に来る。

ぼくも専門家だから、その薬についての大まかな知識は知っている。しかしぼくの生活はその新薬だけに費やされているわけではない。ぼくが費やす時間（エフォート）の中で、件の新薬に費やされる時間は1％あるかないかである。

当然ながらMRのほうが自社の製品についてはたくさんの情報を持っている。学会発表の抄録など、ぼくが目を通していない資料もたくさん読み込んでいる。

つまり、情報量において、ぼくとそのMRにはラテラリティーがある。

しかし、そのことはぼくの意思決定になんら影響を及ぼさない。

ぼくが知りたいのはただ一点。**現存する薬のラインナップには成し得ない特徴を、その新薬はもっているか。**それだけだからである。

あるエイズの治療薬が発売されたとき、その薬は世界的に売れた。

しかし、ぼくはその薬に手を出さなかった。既存のエイズ治療薬にできず、その新薬にしかできない特別なプロパティを見いだせなかったからだ。

なるほど、この薬はとても剤形が小さく、飲みやすいという利点はあった。しかし、逆に言えば利点はそれだけだ。それだけのために、患者の現状の治療薬をより高額な新薬に切り替えるのは、ぼくには理にかなっていないと思えた。

しかし、当該薬メーカーのMRは執拗にぼくを説得しようとした。お前の知らない学会発表がここにある、論文があそこにある。動物実験があり、臨床試験がある。山のようなデータを積み上げて、知識のラテラリティーを利用して彼はぼくを説得しようとした。

ぼくは言った。あなたが「知っていること」には興味がない。なぜなら、ぼくはより「一般的な」知識を持っているからだ、と。

それは「**新薬のリスクは、その販売直後には予見し得ない**」というたったひとつの知識である。

新薬が承認されるまでには長いプロセスがある。化合物の発明や発見があり、動物実験などでの薬効の確認があり、健康者を用いた安全性や投与方法の吟味があり、臨床試験での薬効の確認がある。

しかし、臨床試験に参加するのは一般的に「薬が安全に使えそうな人」に限定される。心臓や腎臓や肝臓に異常がある人、他にいろいろな薬を飲んでいる人のような、薬の副作用が発生しやすい人は臨床試験に参加できない。だから、薬の副作用については臨床試験の段階では詳しいことはわからない。

薬が承認され、医療現場で使われるようになって初めて薬の安全性に関する詳しい情報が集められる。腎臓が悪い人でも安全に使えるか、他にいろいろな薬を使っている場合でも安全に使えるか。

例えば、臨床試験で200人を対象に用いた薬では、1000人に1人の割合で発症するような副作用は見つからないかもしれない。1000人に1人、つまり0・1%の副作用は無視してよいような副作用であろうか。もちろん、そうではない。とくに何十万人、何百万人といったたくさんの方に処方される薬であれば、0・1%の副作用も無視できない影響を患者に及ぼす。

古い薬にももちろん副作用はある。残念ながら、副作用の存在しない医薬品はこの世に存在しない。

しかし、古い薬を使うときのほうが、新しい薬を使うときよりも副作用に関しては不安が少ない。副作用が発生しないからではない。古い薬に関しては、どのような副作用が起きるのかを、ぼくは熟知しているからだ。

例えば、ペニシリンという抗生物質は見つかってからもう90年近くが経過しており、十分な副作用情報が得られている。ペニシリンでも副作用は起きる。が、それはぼくには「わかっている」副作用だ。ぼくが見たことも聞いたこともない新たな副作用がペニシリンで発生する可能性は極めて小さい。

しかし、今年発売されたばかりの新薬であれば、ぼくは不安だ。薬の添付文書レベルの情報しかこの薬についてはないからだ。あるいは、5年、10年使用した場合の安全性についてもまったくわからない。「わからない」ことがわかっていれば、この薬は可能な限り（他に代替薬がない場合を除き）、回避するのが賢明と言える。

しかし、多くの医者は自分が「わかっていないこと」に無頓着である。製薬メーカーの（半ば接待の入った）「わかっていること」の説明で満足してしまう。

メーカーは自社の薬を売らんがために一所懸命ビジネスをしている。嘘はつかないが、自社薬のメリットを強調し、デメリットを小さく見せようとする。いや、まだ発見されていない副作用や長期使用のリスクはメーカーだって知らないのだ。

このような「わかっていない」薬に飛びつくのは、設立されたばかりの会社に多額の投資をするようなものである。（安全な投資を目指すのであれば）たとえいくつかの欠点があっても今後の見通しがしやすい歴史と実績のある会社に投資するのが普通ではないか。

ぼくは「わかっていること」よりも「わかっていないこと」により注目する。既存の、何十年も使い古した薬では「わかっていないこと」は少ない。対照的に、新薬ではわかっていないことに満ちている。

結局、件のエイズの新薬も、販売後1年以上経って、いろいろな副作用や他の薬との相互作用の問題が明らかになってきた。かつて「右へならえ」で多くの医者がこの新薬に飛びついたが、あわてて軌道修正した医者もいた。ぼくは最初からこの薬に手を出していなかったので、右往左往して患者の治療法をコロコロ変える必要はなかった。

ぼくにとってはこの新薬の立ち位置は発売当初も今も変わりがない。「わかっていなかったこと」が「ややわかるようになった」だけの話だ。

エイズ領域に留まらない。多くの医者は「未知の部分」を無視して新薬に飛びつく。

日本では高血圧の薬も、糖尿病の薬も、コレステロールを下げる薬も、抗生物質も、新しく発売された新薬のほうが売れる。必ず売れる。そして、昔から使っている古い薬は使われない傾向にある。

「わからないこと」よりも「わかっていること」を中心に学ぶ医者の態度に、その大きな原因があるのだ。

なぜトンデモ科学にだまされるのか

医学の世界ではときどき「トンデモ」な説が流布され、それが信じ込まれる。

例えば、厳密科学の物理学においては「トンデモ」な科学は跋扈しにくい。奇妙奇天烈に見える物理学理論も何年、何十年か経ってその正しさが（あるいは誤謬が）証明される。物理学者の書くものを読むと、彼らが「真実」というものにいかに忠実な人たちであるかが察せられる。

ノーベル物理学賞を受賞したスティーブン・ワインバーグは『科学の発見』（文藝春秋社）で古代ギリシアの科学者・哲学者たちを徹底的に批判する。ともすれば神格化、絶対視されやすいプラトンやアリストテレスをも批判する。

それは彼らが現代の価額基準に照らし合わせて結果的に間違っていたからではない。彼らが仮想した仮説を実際に検証してみようとも思わなかったからである。

冷静に考えてみれば、アリストテレスの言っていることは現在の目から見るとおかしなことが多い。例えば、アリストテレスは重い物体ほど速く、軽い物体ほど遅く落下すると考えていた。これは後年、ガリレオが否定した誤謬である。

アリストテレスが間違えたのがいけないのではない。アリストテレスのどこが正しくてどこが間違っているのかを区分けせず、（我々が）しばしば、**「アリストテレスは偉い」と思考停止し、全面的にその言説を肯定し、神格化してしまったのがまずいのである。**

他の例もあげよう。例えば、アリストテレスは自然か人工かの区別にこだわったという。

しかし、自然であるか人工であるかの違いは本質的に意味がないとぼくは思う。ふぐの（自然）毒も合成した毒も、毒は毒だ。青カビからとれる天然のペニシリンも合成したペニシリンも薬は薬だ。「自然か人工か」にこだわる態度は、現在の「ワクチンは科学的な物質だから体によくない」のような非科学的な信憑のもとにもなっている。アリストテレスの分類法は理性的とは言えない。

昔、ぼくはアリストテレスの本を読んでいて、そこに出ている「可能態」とか「現実態」といった分類がどうもなじまなくて「おれって頭が悪いなあ」と自嘲していた。アリストテレスは石という「可能態（デュミナス）」が彫刻家によって石像という「現実態（エネルゲイア）」に変化することを「運動（キネシス）」と呼んだ。

しかし、そもそもこのような分類法が妥当でなかったのではないかと、ぼくは今では思っている。石だって石像だってただのモノに過ぎず、それぞれになにかの意図があるように感じさせる分類をすることには意味がない。意味がない分類方法だから、しっくりこないのも仕方がない。

もちろん、アリストテレスが現在の思想や哲学、あるいは科学に大きな影響を与えたことは間違いない。全否定するつもりもない。しかし、アリストテレスという名前を聞いただけで全肯定するのもおかしい。要するに、「人」ではなく「こと」で議論すべきで、各論的な議論が必要だということだ。日本の人文科学系ではものごとを「ひと」で切りすぎているとぼくは思う。「マルクス」とか「カント」とか「毛沢東」とか。彼らの言ったことやったことを、個別に各論的に議論するほうがよほど科学的であろうに。

ぼくは今、人文科学をちょっと批判したけど、件のワインバーグは医学も批判している。少なくとも物理学に比べて科学的ではないと批判する。患者という生き物の振る舞いは、惑星や原子の振る舞いに比べるとずっと予測が難しいからである。

名医の出した治療薬でも患者が死ぬことはある。それが名医の見立ての間違いなのか、治療薬の効果がなかったせいなのか、あるいはそれ以外の要素によるものなのかは容易に判定できない。物理学の実験のような厳密な予見性がそこにはない。なるほど、そう言われれば医学は物理学よりも「科学的ではない」のは事実かもしれない。

医学は物理学や化学に比べると科学的な厳密さに乏しい。患者がある薬で治るのか、治らないかもはっきりしない。

そのようなはっきりしない領域においては専門家の意見=医者の意見は、科学を超えた権威を生みやすい。予見性がはっきりしていれば、第三者がその予見を再現することができる。しかし、医療行為は医者以外の第三者が再現できるとは限らないからだ。

権威を与えられた医者は、自分の主張する治療法を否定されるのを嫌がる。否定されるのは権威の否定だからだ。

だから、自説に合致しない研究データが現れると、それを否定したり矮小化したり無視しようとする。

権威を重んじる医者にとって「真実はなんであるか」はどうでもよい。ただ、自分の権威を高める学説やデータをありがたがり、その権威を脅かす学説やデータは全否定する。

医学が科学であるために

とはいえ、医学は歴史を通じて権威的なものから、より科学的なものに転じつつある。最初に行われたのは生命、人間のミクロ化、要素還元主義である。

人間の振る舞いや病気の振る舞いは多様性がありすぎる。ある患者の肺炎をXという薬で治療した。患者は治った。この事実をもってXが肺炎に効果の高い薬とは決定できない。それはAという人物の特異的な体質のせいかもしれない。Aがかかった肺炎がたまたま治りやすい肺炎だったに過ぎなかったのかもしれない。だから、次にBという人がかかった肺炎に同じ治療が有効であるかどうかは、少なくともAの肺炎の体験からは導き出せない。

医学においては理論的な推論、演繹法が用いられる。たくさんのリーズナブルな仮説がそこでは提出される。

しかし、それが正しいかどうかの検証、帰納法の部分が弱い。少なくとも数学や物理学、化学に比べるとずっと弱い。

しかし、人間を構成するパーツをミクロの視点で見てやれば、物理学や化学の世界と同じような方法論が通用する。医学者がミクロの世界に向かったのは必然であった。

ジフテリア菌が放出する毒素にはジフテリア抗毒素が有効である。ビタミンB1欠乏症（脚気）にはビタミンB1の補充が有効である。現代医学が用いている分子標的薬も、病気の主座をなす「標的」に狙いを絞って攻撃する、極めて化学的な治療薬だ。

その治療法の元祖と言えるのが、パウル・エールリッヒと秦佐八郎が開発した梅毒治療薬、サルバルサンである。サルバルサンは梅毒トレポネーマを標的とし、これをピンポイントで攻撃した。

サルバルサンはエールリッヒが考えた「側鎖説」の延長線上にある。病原体と治療薬の関係は鍵と鍵穴の関係のようにピッタリとフィットするというのが側鎖説だ（厳密には側鎖説は免疫反応について出された仮説で、病原体と治療薬の関係は側鎖説の延長線上の概念と言うべきかもしれないが）。

側鎖説によれば、病気の原因にピタリと作用する物質が病原体（ここでは梅毒トレポネーマ）を破壊すれば、梅毒という病気も治るというわけだ。そこでは人体や病原体の多様性は捨象され、非常にシンプルでミクロな要素還元主義があり、またとても科学的である。

エールリッヒ以前の医学はもっと権威や演繹法による医学だった。有り体に言えば、今の目で見るとかなりインチキな怪しい医学だった。サルバルサン以前の医療は、例えばひまし油を飲ませてみたり、瀉血をしてみたりと、病気の構造や原因と無関係なおよそ非科学的なものが多かったのだ。

現在であれば抗生剤とか抗菌薬とカテゴライズされるであろうサルバルサンは、当時Chemotherapie（化学的療法）薬と呼ばれていた。Chemotherapy、まさに化学による治療である。この延長線上が現在のがんの薬物治療、すなわち現代の我々が「化学療法」と呼ぶものでああるのは言うまでもない。

医学・生物学の「化学（ケミストリー）化」は医学・生物学の「科学（サイエンス）化」とほぼ同義であった。生命・生物をミクロの世界、要素に還元することで、医学や生物学は化学と同じレベルの精緻な科学を実践することが可能になった（かのように見えた）。後にそれは分子生物学と呼ばれる領域を生み出す。文字通り「分子」のレベルで生物を扱う学問であり、医学・生物学が化学や物理学に接近するアプローチとも言えた。

医学・生物学の化学化、物理化で医学・生物学は真の「科学」に近づいた。

しかし、それはいわゆる基礎医学の領域においてのみである。

たしかに、基礎医学は飛躍的に進歩した。その進歩の象徴が、ノーベル医学・生理学賞の対象となった利根川進氏のB細胞（免疫細胞）が作る抗体の多様性のメカニズムの解明であり、山中伸弥氏のｉＰＳ細胞の発明であり、大村哲氏の抗寄生虫薬の発見である。

その一方、臨床医学の進歩は遅々としており、長い間「科学以前」の状態が続いていた。

なるほど、基礎医学の進歩のおかげで病気の原因は精緻に解明されていったし、新たな治療薬も数多く開発された。しかし、病気の診断や治療は主治医の裁量で行われており、その効果判定もよくわからないままであった。

化学、物理学に接近した基礎医学がいくら精緻な治療薬を開発しても、その治療薬の効果を判定できるのは患者に使った場合にのみである。その患者に用いた精緻な治療薬がはたして効果があったのか。その効果判定方法は長い間、ざっくりとしたものであった。患者と病気の多様性が、治療方法の一般化を難しくしたのである。

Ａという人物の肺炎に効いた薬がＢの肺炎にも効くのか。生命と病気の個別性や多様性の前に、臨床医学はやはり「科学以前」の状態だった。臨床医学は科学というよりも「権威」であり、権威は外部からの批判を徹底的に拒絶した。また、そもそも「外部からの批判」からして論理的、科学的なものではなかった。

臨床医学の「科学以前」の状況を打破した大きなブレイクスルーが**「エビデンス・ベイスド・メディシン（evidence based medicine, EBM）」**の誕生である。

EBMと、学生に課すレポート

神戸大の医学部5年生がうちの科（感染症内科）をローテートするときは、レポートを書かせる。マイナーチェンジはしているが、基本的には同じ構造。完成したレポートは、ぼくのブログ『楽園はこちら側』に名前を消したうえで掲載している（http://georgebest1969.typepad.jp/blog/）。

このレポート作成プロセスは工夫をこらしている。

まず、レポートはＡ４一枚に収めることをルールとする。

通常、医学部のレポートはもっともっと長いが、敢えて短くさせる。なぜかというと、これだけ短い分量の文章を論理的に、科学的に執筆するのがいかに難しいかを彼らに体感してもらうためだ。この短さで首尾一貫した文章が書けなければ、到底、もっと長い学術論文や書物を首尾一貫した形で執筆することはできない。

次に、ベッドサイドで患者さんを診療して得た疑問点を定式化してもらう。

「定式化」とは頭に浮かんだ疑問や質問を、勉強して調べることが可能な形式に転換することだ。

「心不全ってどうよ?」

は定式化されていない。これではなにを勉強してよいのかわからない。なにがわかっていないかすらわからない。

「心不全の治療薬は?」

これでもまだ、漠然としすぎている。

「心不全の治療薬で死亡率を下げることが証明されているものにはどのようなものがあるか?

またそのエビデンスを示す論文は?」

これだと少しいい感じだ。

「心不全の治療にβブロッカーを用いると死亡率はどのくらい下がるのか?」

「どのくらい」という程度問題を絡めると、さらにベターである。

前述のように医学生は質問をするのが苦手だ。そういう訓練を受けたこともない。なので、医学生たちは、この質問の定式化にいつも苦労している。

でも、これを通り抜けなければ「意味のある勉強」はできない。意味のある勉強とは、言い換えれば「患者の役に立つ勉強」のことだ。

例えば、「心不全について」という「質問形式でない」テーマでレポートを書くのは簡単だ。ネットで「心不全」と「ググれば」たくさんの情報が手に入る。それをコピペして貼り付ければたくさんの分量の心不全についての情報の塊ができあがる。心不全について物知りにもなれる。

でも、それはレポートとは呼ばない。心不全について知識を持っていても、患者の役に立つ医者にもなれない。「患者にとって必要な情報」を得られなければ、ただの物知りになるだけだ。

もし自分の患者が心不全をもっていて、βブロッカーという薬を使いたいと思う。しかし、βブロッカーには副作用がある。ふらついたり、転んだりすることがある。そんなリスクを冒してでも「この」「目の前の」患者に心不全を治療すべきなのか？　それともβブロッカーを使わなくても、心不全の予後（治療したあと起きること）はあまり悪くないんじゃないか？　どっちだ？

こういう疑問が患者を見ていて湧いてきたとしよう。そうすれば、

「心不全の治療にβブロッカーを用いると死亡率はどのくらい下がるのか？」

という定式化された質問ができあがる。そして、その質問に答えてくれる特定の論文を見つけ出せば、レポートは完成する。

医者はたくさんの情報を扱うが、日本では「目の前の患者さんの役に立つ」情報を見つけ出し、それを目の前の患者さんに還元するという訓練が不十分だ。関連性の低い情報をかき集めて、

「物知り」になっても、これでは患者の役には立てない。

「情報を見つけ出し、それを目の前の患者さんに還元する」、これを、ぼくたちの業界用語でこれを「ＥＢＭ（evidence based medicine）」という。

よくＥＢＭは患者の個別性を無視している、という誤解がある。実際には逆なのだ。**ＥＢＭこそが患者の個別性に一番気を遣っているのだ。**

風邪の患者には抗生物質を出す、みたいな「パターン認識」こそが患者の個別性の否定である。個々の患者に対する最適解を追求し、パターン認識を廃する態度こそがＥＢＭの実践である。目の前の患者に役に立つ情報を得るためには、目の前の患者についてよく知らなければならない。そして目の前の患者に関係した、意味のある質問をする必要がある。

質問には「よい質問」と「悪い質問」がある。より患者さんに役に立つような質問が、よりよい質問だ。患者さんの治療に全然役に立たないような質問は、悪い質問だ。

このように、学生には

患者を見る
⇩
質問を考え、定式化する
⇩
質問に答えてくれるような情報を検索する（ググっただけでは見つからない！）

⇩
それをまとめ、自分の考察を加えて文章化する
⇩
不要な情報を削り取り、一文一文の整合性をちゃんととり、頭から最後まで首尾一貫したA４のレポートにまとめる。引用文献もきちんと載せる

というプロセスを課している。今まで質問をする訓練をまったく受けてこなかった医学生にはハードなタスクだ。

このレポート作成には、うちの医局員（後期研修医）がスーパーバイザーになっている。そして**レポートが合格すれば学生の手柄、失敗すればスーパーバイザーの失敗、**と教えている。

これで二重の教育が得られる。

なぜならば、教える行為こそ、最も学習効果の高い勉強法だからだ。

脳科学者の池谷裕二先生によると、脳の機能を高めるには「入力」と「出力」の両方が大事なのだそうだ。そして脳はどちらかというと「出力依存型」で、脳はアウトプットをより重視しているのだという（前掲書）。

入力よりも出力（教育）のほうが学習効果が高い。教えるほうとしてもデタラメは教えられないから、スーパーバイザーは気合を入れて勉強する。スーパーバイザーと学生がともに学ぶことができる。よって「二重の教育」である。

そして、このレポート作成の原則を使えば、医者になったとき、患者の診療で湧き上がった質問から文献検索、文献吟味、そして臨床への応用という診療の質向上に役立てることができる。

では、もし質問に対する答えが世の中になかったらどうするか。

そのときこそがチャンスである。なぜなら、その質問の答えは世界に存在しないものであり（情報検索が妥当な場合、ではあるが）、それは新たな研究活動の萌芽となるからだ。

「おれの質問に対する答えは世の中のだれも出していない。ならば、おれが研究してその答えを見いだしてやろう」というわけだ。

本来、研究活動とはこのように行うのが「本道」だ。疑問・質問に答えるような情報が世の中にない。わからない、知りたい。だから研究する。そういう筋道だ。

研究費を獲得したいからとか、学位が取りたいとか、有名雑誌に載りたいとか、教授になりたいとか、ノーベル賞が欲しい、というのを一次的な目的にして研究をすれば、研究活動も「手段」に堕してしまう。

そういう研究のやり方だけで研究をしていると、いろいろな問題が生じる。

例えば、「学位（博士号）を取りたいから研究する」という医者がいるとしよう（そういう医者はたくさん、います）。その人物にとって研究は学位（博士号）を取るための手段であり、研究活動そのものは「自分が知りたいことを探求する」という目的ではない。

だから、彼（女）が学位を取得すると、一切、研究活動をやめてしまう。そういう医者は実に多い。

あるいは「教授になりたい」ために研究する医者も同様だ。その人物は、ラッキーにも教授になると、そこで研究をやめてしまう。そういう教授も実に多い。

彼らは研究を目的とせず、手段にしているからそうなるのだ。もったいない話だ。

医師国家試験に合格したのにＴＢＳのアナウンサーになった方がいた。多くの医者はそれを非難した。「税金の無駄遣いだ」とか「医者になったら医療をやらないとは、これまでの教育をムダにしている」というのだ。

ならば、なぜ税金を投入した大学院で教育を受け、博士論文を作成し、博士号をとったあと、多くの医者が研究をやめてしまう現状を看過するのか。それこそが税金の無駄遣いで、これまでの教育をムダにしているとぼくは思う。

ＴＢＳに入社したのはたった1人。医学界に与える影響は皆無で、べつに彼女の選択で日本の医療が崩壊状態になったりはしない。

しかし、博士号をとった医者が研究をやめてしまう事例はとても多い。この事例が、日本の研究の質や量におよぼす悪影響は大きなものだ。Nature Indexによると、日本の科学成果発表の水準は低下しており、ここ10年間で他の科学先進国に後れを取っているのだそうだ（http://www.natureasia.com/ja-jp/info/press-releases/detail/8622）。もちろん、学位の問題だけが日本の研究成果が少なくなった理由のすべてではないが、大きな一因ではあるとぼくは思う。

「犬が人を噛んでも騒がず、人が犬を噛むと騒ぐ」のがメディアの本質だ。本当に大事なのは「恒常的に起きていること」である。めったに起きないことは放っておいてもよい。たった1人の医学生がアナウンサーになってもどうということはない。それよりも恒常的に起きている「研究の手段化」のほうが深刻な問題だ。

めったに起きないことは放っておいてよい。恒常的に起きている、メディアが騒がないことこそ大事である。これも「一般化できる原則」だ。

教えることが、学ぶこと

学び上手が教え上手とは限らない。

教えるのは最良の学びだ。しかし、「頭がよい」人は教えなくても上手に学ぶ。彼らの中には教えるのは時間の無駄、苦痛に感じる者もいる。「どうしてこんなこともわからないのだ」と難じたりもする。

むしろ、失敗を重ねてきた「頭が悪い」タイプのほうが教えるのが上手だったりする。彼・彼女は失敗経験が豊富なので、学生が踏みそうな地雷を熟知しているからだ。

「あ、そういう間違いはやりがちだから気をつけたほうがいいよ。おれも昔、よくやった」

と教えられる。これが「頭がよい」指導者だと、

「なんでそんなこともわかんないの」

と学生を詰っておしまいになってしまいかねない。

失敗のエピソードはたくさんあったほうが教えるのが上手になる。そのためには、自分が冒した失敗を直視する勇気が必要だ。

例えば、ぼくはアメリカ時代、photographic memory（写真でとったような正確な記憶）をphotogenic memoryと言い間違えて大笑いされたことがある。Photogenicとは写真写りがよい、グラビアアイドルのようなイメージの形容詞だ。まったく馬鹿げた恥ずかしい言い間違いだが、この間違いを直視することで両者を間違えることはなくなった。

このような間違えのエピソードは学生に開陳する「ネタ」にもなる。年をとって絶対にやってはいけないのは昔話・自慢話だ。学生が一番軽蔑する、「ひかれるネタ」だ。やるならば自分のバカ話・失敗話のほうがよい。ぼくは悲しいかな、そういうネタには困らなくて、本当にたくさんのストックを持っている。

失敗は実は失敗ではない

失敗は実は失敗ではない。
失敗とは、「こうやるとうまくいかない」という学習なのだ。

失敗をたくさんすれば、成功がどうして成功になったのかがわかる。ただ成功しているだけの人物は、なぜ自分が成功しているのかをうまく理解できない。ここでも失敗という比較対象が成功の成功たる所以を教えてくれているのだ。比較は大事だ。

哲学者のライプニッツは「AがAであると知るには、BやCやDでないことを看破できねばならぬ」と言った。B、C、Dという失敗する条件を踏まえたうえでAという成功を理解するのは、単にAを知っているだけの表層的な理解よりもずっと深みのある理解となる。

また、失敗体験が多ければ失敗時のメンタルなレジリエンスは強くなり、リカバリーも早くなり、ベターな改善案も出しやすくなる。

例えば論文執筆がそうである。たとえ論文を投稿して採択されなくても、その失敗の原因を分析し、改善し、別の学術誌に再投稿すればよい。失敗も学びであると思えば、論文執筆に失敗はない。

しかし、投稿した論文が採択されずがっかりしてしまい、そのままお蔵入りしてしまう論文はあまりに多い。医者は失敗に慣れていない人が多いので、ちょっとしたしくじりですぐにつぶれてしまうことがある。

エジソンはたくさんの発明をした発明王だが、たくさんの失敗をした失敗王でもあった。でも、彼は自分が一度も失敗をしたことがないと言っていた。自分は失敗したのではない、こうしたらうまくいかないという方法を学んだ。そう彼は言ったのだ。

もうひとつ、失敗のよいことがある。失敗体験は「忘れない」ことだ。成功体験はあまり記憶に残らない。でも、屈辱の失敗体験は何十年経っても絶対に忘れない。

学びの質という点からは、「失敗体験」のほうがずっとずっと価値が高い。

ぼくはこれまでにたくさんの患者さんを診療してきた。治療がうまくいった患者さんの記憶はあまり残っていない。でも、治療がうまくいかなかった、悔しい思いをした患者さんのことはとてもよく覚えている。

例えば、ぼくはかつて、結核性髄膜炎という病気を見逃したことがある。診断が遅れ、適切な治療開始も遅れた。長い闘病のあと、その患者さんは亡くなってしまった。ぼくの見逃しが原因で患者さんが亡くなったのかはわからない。早期に診断してももしかしたら生存できなかったのかもしれない。しかし、いずれにしてもそれはぼくの診断における失敗だ。その失敗自体は非常につらい記憶をぼくに残した。一生忘れえない記憶である。

その教訓は強い学習効果となり、結核性髄膜炎を見逃さないための方法をぼくは徹底的に吟味した。なんとなく結核性髄膜炎を体験し、治療するという経験主義からはこのような学習は生じなかったであろう。

ぼくの部下たちは、ぼくが味わったこの苦い体験を持っていない。結核性髄膜炎診断の勉強も中途半端だ。だから、しばしば間違った根拠で「結核はないと思います」とシレッとコメントしてしまう。

もちろん、彼らに悪気はない。しかし、結核性髄膜炎がない、と断言するにはかなりの覚悟と勇気がいるのだ、という体感が彼らにはない。戦争を経験した人と、していない人では「戦争はよくないよね」という言葉の重みが全然違うように。

もちろん、医療・医学の世界でこのような失敗を連発できない。失敗はしないほうがいいに決まっている。

しかし、一方で、医療に失敗ゼロはありえない。医療をやっていれば、一定の確率で、必ず誤診や治療の失敗は発生する。

そのとき、その失敗から学び、二度と失敗しないようにするか、同じ失敗を構造的に繰り返すか。もちろん、選ぶべきは前者だ。そのためには失敗をきちんと直視する必要がある。

アメリカだと、患者の経過がよくなかった事例を共有する「M&Mカンファレンス」というものがある。

M&Mとはmorbidity and mortality、患者の増悪・死亡例という意味だ。有名なチョコレートが同じ名前なので覚えやすかったのだろう。

2004年に帰国したとき、このM&Mを日本にも導入しようとした。が、反対された。日本の文化にそぐわないのだというのが反対の理由だ。

これはしかし、失敗を他者と共有できないという構造的な問題だ。日本文化などというわかりやすい言葉に転換してはならない。失敗こそが我々の学びの糧だ。個々人ができる失敗など限られている。だから共有すべきだ。それは恥ではない。失敗に直面できない勇気のなさこそが恥ずかしいことなのだ。

ぼくは反対者にそのように説得して、前職の亀田総合病院でM&Mを開始した。ただし、日本の文化にフィットするようにKAIZENカンファと名前を変えた。まったく問題なくカンファはできたし、改善の助けになった。「日本にはそぐわない」とされるものでも、やってみると案外、問題なくできるものだ。ここでも失敗を恐れず、チャレンジしてみることが大切だ。うまくいかなかったら、そのとき諦めればいいだけの話だからだ。失うものはなにもない。失敗したとしてもそれは学びのひとつになる。成功したら（成功したのだけど）、それはそれで大きな前進だ。

１００％完璧な患者ケアなどありえない。丁寧に分析すれば、どのようなケースであっても瑕疵を見つけることは可能だ。瑕疵を見つける分析力と、瑕疵を直視する勇気、そしてそれを改善する発想力があれば、診療の質は高まっていく。瑕疵がない、と思い込んで間違いの存在を認めなければ、診療の質は少しも改善しないのだ。

レジリエンスの涵養

失敗を大事にする利点はもうひとつある。それは**レジリエンスの涵養**だ。

失敗を直視し、その原因を分析し、そして同じ失敗を繰り返さないよう決意する。この作業を繰り返していれば、失敗を乗り越える耐性力がついてくる。これをレジリエンスという。

失敗体験をせず、常に「正しい答え」を教えてもらい続け、スイスイと人生を順調に送ってきた人は、ひとたびなにかの失敗に直面すると、そこから立ち直れなくなったり、トラウマになって長い間引きずってしまったり、責任転嫁して他人や運のせいにしたり、学習を拒んで同じ失敗を構造的に繰り返すようになる。これはかなり深刻な問題だ。

実は医学生や医者にもこのタイプは多い。「心が折れる」というやつだ。

医学生・医者は、小学校、場合によっては幼稚園のときから等質的な環境で育ってきた人が多い。似たような家庭環境、似たような経済状況、似たような学力や価値観を共有するグループの世界で生きてきたのだ。

ところが、医療現場に立つと状況は一変する。なにしろ患者とは一般社会からランダムに選出された人々だ。セレブご用達の病院とかでないかぎり、多種多様な患者が病院にやってくる。これまでの自分の価値観や世界観とはまるでかみ合わない人との遭遇がいきなりやってくる。

ここを乗り越えられれば多様な患者に対応できるのだが、乗り越えられない若手の医者も散見する。

いずれにしても、レジリエンスの涵養には失敗体験が役に立つ。失敗の直視・分析は大切で、それを乗り越えることで得られるレジリエンスは貴重な能力となる。失敗の存在を認識し、それを失敗と認め、その原因を分析し、そして改善を行うことだ。今風の言い方をすれば、ＰＤＣＡサイクルを回すということだ。

ＰＤＣＡはplan, do, check, actの略で、計画し、行動し、評価し、改善するという意味だ。Aのactは「改善」ではなく「行動」の意味なので、変な訳だとぼくは思うが、まあ、そこはいい。

現在、ほとんどの病院では、ＰＤＣＡサイクルを回して…が合言葉になっている。

しかし、**現実には日本の医療機関ではPDCAサイクルはほとんど回っていない。**なぜならば失敗を認めようとしないからだ。医者とか官僚のようなプライドの高い人たちは、とくに失敗を認めたがらない。

病院では思わぬ自体が生じた場合に「インシデント報告」というのを提出する。看護師などは几帳面にインシデントを報告する。看護師など他の職種だと提出率は非常に高いが、医者の提出率はほとんどの病院で極めて低い。

失敗を失敗と認めたがらないからだ。

M&Mカンファレンスを行いにくいと考えられたのも、同様の「失敗を認めたがらない」文化による。

失敗を認めなければ、その失敗は存在しないことになる。失敗の存在が認識できなければ、改善点も認識できない。改善点を認識できなければ、また同じようなやり方で現行のプラン＝Pが続行される。

本来、PDCAはどんどん自分たちが変わっていくやり方だ。あれはよく「輪っか」のように示されているが、本当は「らせん」なのだ。また元のところに戻っていく、「輪っか」だと振り出しに戻り、また同じことを繰り返すことになってしまう。

日本の官僚は、自分のやっていることはすべてうまくいっており、失敗は皆無である、という ある種の「物語」の中で仕事をしている。そのため、日本の政策には目標とするアウトカム指標がない。たとえあったとしても、それはスローガンのようなもので、うまくいかなかった場合の

よくある
間違ったPDCA

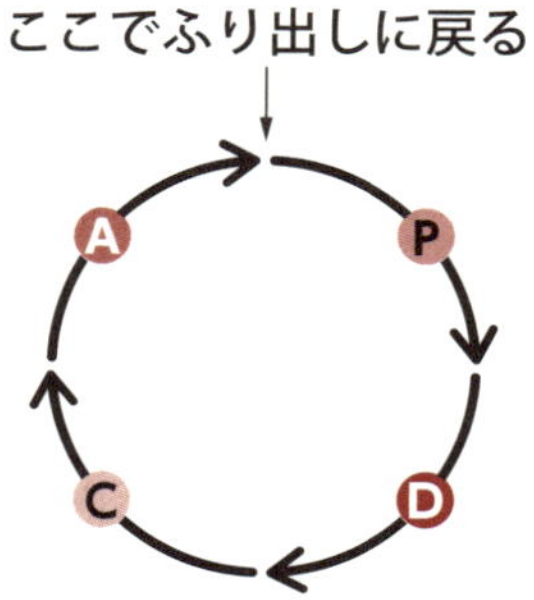

本来あるべき
PDCA

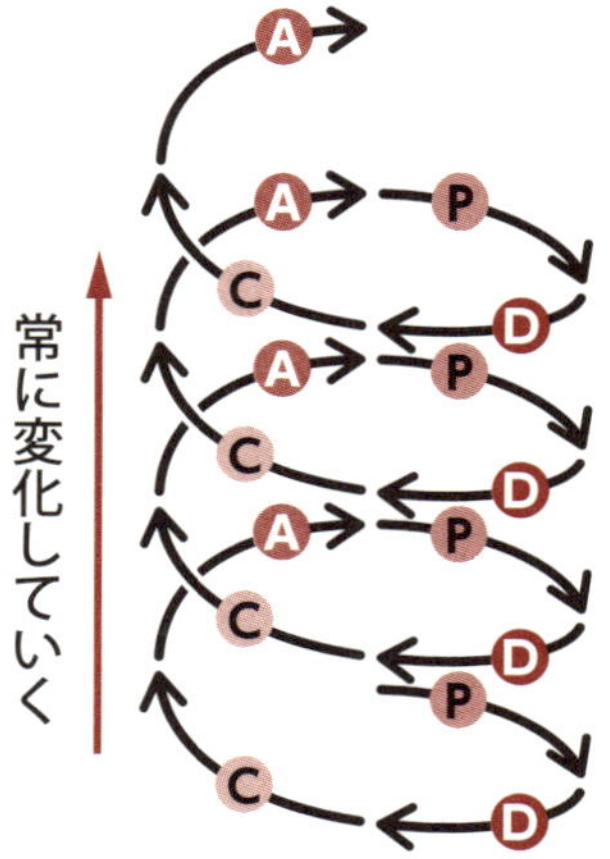

罰則規定も、検証会も、制度の改善もない。つまり**「PDCAサイクルは回っていない」**。

失敗を認めようとしない態度のもとでは、失敗は存在しない。存在しない失敗は認知されず、改善もない。現状維持の強烈な圧力だけがそこにはある。

そして、そのような環境下でいざ、だれにも隠しようのない、認めざるをえない失敗をすると心が折れてしまう。失敗を直視する習慣を持たないからだ。これでは厳しい医療の世界でたくましく生き延びていくことができない。

強く印象に残る過去の挫折経験

失敗は成功よりも記憶に残る。失敗体験なしでいきなり成功するより、失敗を重ねて、成功に至ったほうが本当の意味での「成功の価値」というのも自然と理解できる。

私事を書く。ぼくはアメリカで研修医をしていた90年代、なにを思ったかふいにプルーストの『失われた時を求めて』が読みたくなった。

理由は思い出せない。たぶん、つらくて苦しいニューヨークの研修医生活からの現実逃避を欲しがっていたのだろう。英語も不出来でパフォーマンスもぱっとしない内科研修医だったぼくは、なんか自分も「ちゃんとしたこと」をやっている証が欲しかったのかもしれない。どんなにアメリカ人が頭がよくて英語ペラペラだって、プルーストは読んでへんやろ、と思ったのかもしれない。

とにかく、日本の両親に頼んでちくま文庫の『失われた～』全冊を送ってもらった。井上究一郎訳だった。

これが、読めないのだ。退屈で。

主人公がマドレーヌを紅茶に浸して食べて…みたいなところが冒頭だが、その先100ページも行くと進展しない物語に退屈して断念してしまう。研修医は忙しいのでこの本ばかりにかまけているわけにはいかない。しばらくしていると読んだ冒頭部も忘れてしまう。よって、読みなおす。

これを繰り返した。

結局、何年経っても「失われた～」は100ページそこそこしか読めない。せっかく全巻そろえたのに、第1巻だけがボロボロになっていき、あとは新品同様のままだ。解説本、新書のたぐいも買って読んでみたが、それでも読破できない。

そんなふうに10年以上の月日が流れた。

このとき奇跡が起きた。そんな大袈裟な話ではないが、ぼくの中では飛躍的な体験が起きたのだ。

それはなにかと言うと、奥さんと結婚することを決め、彼女のマンションに一緒に住むようになり、書棚を見せてもらったことだ。ただそれだけだ。2009年のことである。

でも、ぼくにとってはこの体験が新鮮だった。

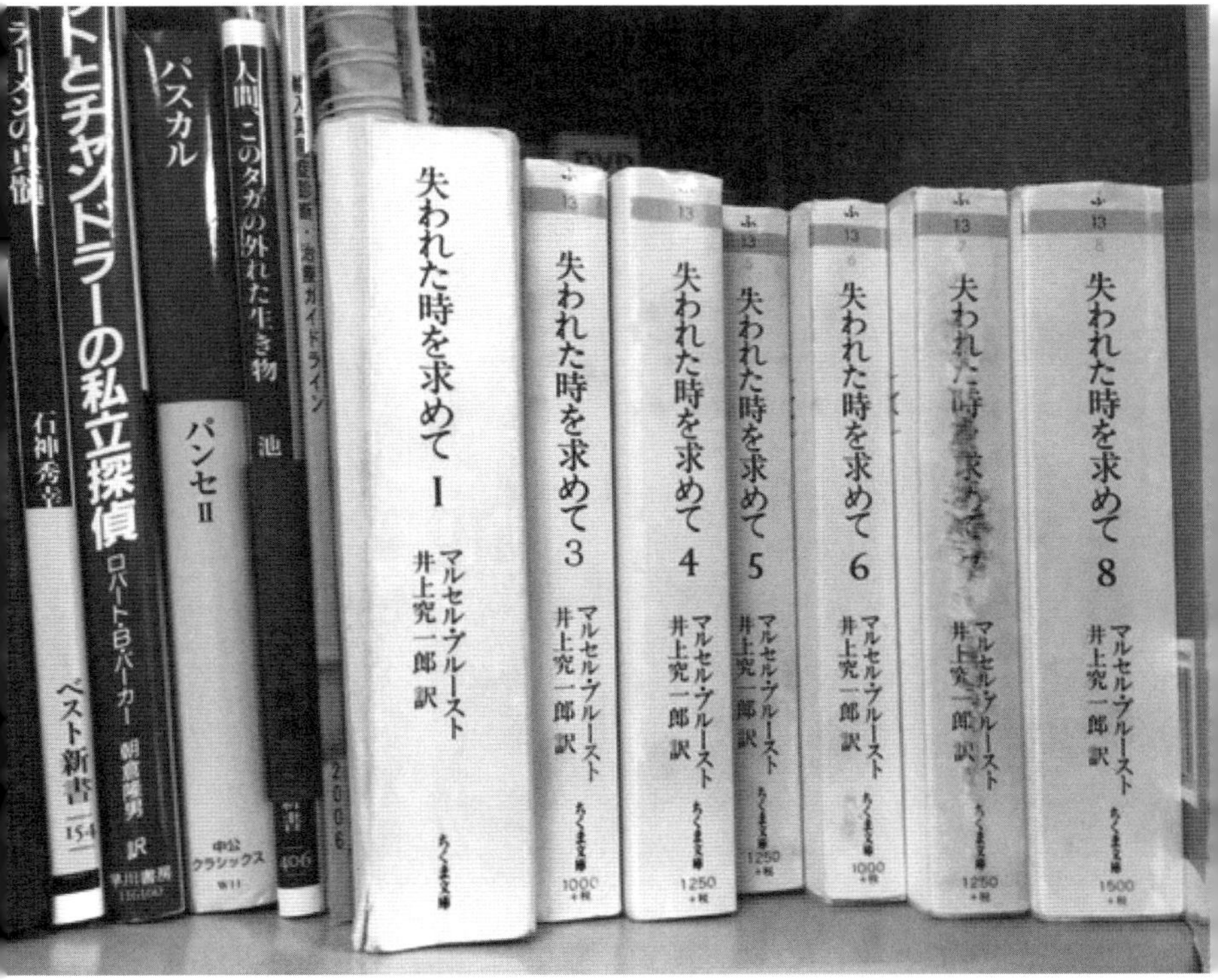
石神秀幸
ベスト新書
154
ロバート・B・パーカー
朝倉隆男 訳
早川書房
パスカル
パンセ II
中公クラシックス
人間、このタガの外れた生き物
池
失われた時を求めて 1
マルセル・プルースト
井上究一郎 訳
ちくま文庫
失われた時を求めて 3
マルセル・プルースト
井上究一郎 訳
ちくま文庫
1000
失われた時を求めて 4
マルセル・プルースト
井上究一郎 訳
ちくま文庫
1250
失われた時を求めて 5
マルセル・プルースト
井上究一郎 訳
ちくま文庫
1250
失われた時を求めて 6
マルセル・プルースト
井上究一郎 訳
ちくま文庫
1000
マルセル・プルースト
井上究一郎 訳
ちくま文庫
1250
失われた時を求めて 8
マルセル・プルースト
井上究一郎 訳
ちくま文庫
1500

うちの奥さんはぼくと同じ内科医だが、書棚には医学専門書以外にたくさんの文芸書や哲学書、それから詩集があった。村上春樹、大江健三郎、アラン、河合隼雄、鷲田清一、内田樹、谷川俊太郎、といった、ぼくがあまりこれまで真剣に読んでこなかった名前がそこにずらりと並んでいた。

ぼくはこれまで、村上春樹は何冊か読んでいたが熱烈なファンというわけでもなく、大江健三郎は1冊、子供のときにトライして断念、内田樹先生の本は1冊だけ衝動買いして読んでいたが、そのときはまだピンときていなかった。あまりよい本読みではなかったのだ。

なんか、そういう世界が存在する、ということすら知らなかったぼくは結構ガツンと頭をやられたような気がした。で、奥さんに勧められるままに書棚の本を読むようになった。ここで内田樹先生のファンになり、集中的に著作を読み、後に知己を得るようになるのだが、それはまた別の話だ。

こうやってこれまで自分とは縁がないと思い込んでいた書棚の本を読んでいくうち、ぼくの中で飛躍的な読解力のリープ（飛翔）が起きた。主観的には本当に「飛んだ」と思った。するとこれまでとても難解で読めない、面白くないと思っていた本がじゃんじゃん読めるようになる。読みたいと思うようになる。トルストイの『アンナ・カレーニナ』とか、カントの『純粋理性批判』とか、大江健三郎のあれやこれやの小説とか。

理解できているとは言わない。でも、なんかスラスラと苦痛なく読めるようになった。こうした本は「自分の側」にいる存在だと感じるようになった。それまでは自分の世界の外の存在、

「関係ないよ」の存在だったのに。

同じ頃にプルーストにも手を出した。「今度は読める」という不思議な確信があった。昔の小説はたいていそうだが、現在の目から見ると冗長だったり無意味に思える描写も多い。そういうのを飛ばし読みしながらではあるが、それでもわずか1ヶ月程度で、全巻読み通した。あんなに読めずに苦労したのに!

この「できない」「おれの側にいない」存在が、ぐっと自分のサイドに近づいてくる体験というのは驚きだった。いや、近づいたのは本のほうではなく、むしろ、ぼく自身のほうだったのだろう。そして、これまでは「どうせおれには無理」と近づくのを拒んでいたのだ。たいていの場合、ぼくらの「できない」は「やっていない」だけなのだ。

同じような体験を哲学書でも得ることができるようになってきた。カント、ヘーゲル、ウィトゲンシュタイン、デリダといった難解な哲学者の本が苦痛なく読めるようになってきた。わかっているとは嘯くつもりはない。でも、繰り返し読むたびに、なんらかの発見がある。少しずつはわかってきているんじゃないかと思う。ハイデガーの『存在と時間』は異なる訳で3回は読んだ。読むたびに自分に「近づいてくる」実感がある。それでもまだ、かなり遠いけれど。

哲学書が身近になるということは、哲学的に考えるのが苦痛でなくなるということだ。哲学的に考えるようになると、これまでの考え方の根拠を疑うようになる。医学的「常識」も疑うようになる。問いを立てるのが上手になる。自分がやっていることの本当の意味を深く考えるようになる。これがメタ認知というものだ。

それをもたらしたのは「奥さんの書棚」だったわけだが、書棚そのものがぼくになにかを提供したわけではない。最初からぼくにはそのような書物を読む能力はあったんだと思う。でも、蓋をして「おれには無理」と決めつけて、その能力を封印していたのだ。

「わからない」は、本当にわからないか？

よく「難しくてよくわかりません」と言われる。でも、**「難しい」から「わからない」ことは、実はほとんどない。**

本当は「難しくてわからない」のではなく、**「面倒くさいので、もうこれ以上わかる努力はしたくありません」**が正しい。

このことがよくわかるのが、外国語学習だ。

外国語を勉強するときによく障害となるのは、文法だ。

例えば、ロシア語には名詞などに主格、生格、与格、対格、造格、前置格と6種類も格変化がある。おまけに男性、女性、中性という単語の性の違いもある。投げ出したくなるのが普通だ。ぼくも大学生のときにロシア語に初挑戦したが、すぐに「だめだこりゃ」と投げ出してしまった。

でも、冷静になってみれば、ロシアに行けば子供だってロシア語をちゃんと話している。子供にもわかるのだから、ロシア語文法は決して「難しく」はない。単にものすごく面倒くさいので習得に時間と手間がかかるのだ。

でも、ぼくらは面倒くさがって「難しい」から、と止めてしまう。

そう考えてみると、実は日本語こそ文法が「難しい」。動詞の活用も五段活用だのなんだのややこしい。数字は覚えにくくて、いち、に、さん、も大変だけど、いっこ、にこ、さんこ、はまだいいとして、ひとり、ふたり、さんにん（全然読み方が変わってる）、ひとつ、ふたつ、みっつ（「さん」はどこ行った？）、いっかい、にかい、さんがい（なぜ「が」になる？）と、外国人から見たら日本語文法は複雑怪奇なものだろう。はちがつの次が、なぜきゅうがつではなく、くがつなのか。論理的な説明はみつからない。

しかし、これは日本語文法の「難しさ」ではない。「面倒くささ」だ。その証拠に、小さな子供たちは、時間をかけて「いち、に、さん」をまず覚え、次に「いっこ、にこ、さんこ」を覚え、何年かかけて「いっかい、にかい、さんがい」も苦痛なく使いこなすようになる。

学校に行くようになるとすべての学習が「短期決戦」になる。一定時間内にその単元をマスターできないとすぐに次の単元に行ってしまう。時間をかけて繰り返して学習しなおせば「わかる」はずのものも、時間が足りないので「わからなく」なってしまう。

語学は積み重ねだ。だから、前の項目がわからなければ、次の項目はさらにわからなくなる。こうやって語学は「難しく」なっていく。これを乗り越えることができるのは、短時間で学習できる「頭のよい」人や、試験勉強を効率よくやって「わかったことにする」ことができる要領のよい人だけだ。

JCOPY 498-04854

学校教育は時間的制約が厳しく、加えて日本では留年とか落第を嫌う。だから、構造的に勉強が「難しく」なってしまう。これは語学のみならず、数学・算数とか理科とか、すべての教科に共通する問題だ。

しかし、学校に行く前の子供には時間がたっぷりある。なにより好奇心が旺盛なので、少しずつめげずに（めげても）日本語をマスターしていく。

うちの3歳の娘はちょっと前まで「ただいま」と「おかえり」を混同していて、ぼくが帰宅すると「ただいま」とにこやかに言っていた。こういうエラーを繰り返しながら、少しずつ面倒くさい日本語のルールを時間をかけて習得していく。

3歳の子供にもできるのだから、これは決して「難しくはない」。

だから、ロシア語文法が難しい、というのもやはり単なる「面倒くささ」だ。それをぼくらは「難しすぎる」という間違った認識のもとで、中途半端に投げ出してしまうのだ。

それはぼくたちが「頭が悪い」せいでもない。単に我々が怠惰だからだ。

勤勉な人は面倒くさがらない

「勤勉な人」とは、「面倒くさい」ことを面倒と思わず、愚直に何度でも繰り返して勉強し、習得にまで到達できる人のことをいう。難しいのではない、ただ面倒くさいだけなのだ。だから、

3回、4回……7回と繰り返していくうちに、それは必ず習得できるはずなのだ。そういう確信をもって勉強する。

「勤勉な人」のイメージは、高い山に登る登山家のようなイメージだ。あるいはマラソンランナーのようなイメージだ。

高い山に登るのも、フルマラソンを完走するのも大変なことだ。しかし、前進を続けている限り、必ずゴールはやってくる。面倒くさがらず、途中で放り出したりしなければ。

勤勉な人は、勉強量がとにかく多いのが特徴だ。それは一種の才能だ。つまり、努力する才能だ。

多くの人にとって努力は苦痛だ。しかし、勤勉な人にとって努力は苦痛ではない。だから、勤勉な人とは、決して歯を食いしばって頑張り続ける能力の持ち主なのではなく、他の人が苦痛に思うような勤勉を苦痛に感じない人なのだ。だから、本当に勤勉な人は自分が努力している、という自覚すらない。

「教科書を7回読むだけ」の勉強法が紹介されている（プレジデントファミリー2014年4月号 http://president.jp/articles/-/11963）。東大に入学し、在学中に司法試験に一発合格、卒業までオール「優」、主席で東大法学部を卒業した弁護士、山口真由さんの勉強法なのだという。

山口さんの勉強法は驚くほどシンプルだ。教科書を7回読むだけ。最初は理解できなかったことも、次に読むと理解度が高まる。3度読めばさらに高まる。そうやって続けていくうちに、7

回目で自分が細かいところまで理解できていることを実感する……そういうやり方だ。

たしかに、7回教科書を読めば、その内容はかなり把握できると思う。決してこの勉強方法は間違いではない。

ただ、多くの人は何度も同じテキストを読んでいると飽きてしまうのではないか。ぼくなどは、その典型だ。

また、2回くらい読んだあたりから、「7回読み通す」ことが目的化してしまう。ダラダラと、注意散漫なままで読んでしまう。

そんないい加減な気持ちで7回教科書読破した「つもり」になっても、全然頭には入らない。

「7回読み」の勉強法はシンプルではあるが、実践するのは極めて困難な勉強法と言えよう。

何度か引用している話だが、元ラグビー日本代表の平尾剛さんが講演かなにかでお話されていたエピソードだ。

ラグビーのダメなコーチは「くたくたになって動けなくなるまで練習する」ようなコーチなんだそうだ。

こういう練習をしていると選手たちはだんだん体の使い方が下手になり、できるだけ効率的に疲れてしまうような体の使い方になっていくのだという。そのほうが、練習が早く終わるからだ。そして選手はそのような無意味な身体技能を習得し、実際の試合ではスタミナ切れで1試合もたなくなってしまうのだとか。

実際、ぼくはこの手の失敗をよくやらかしてきた。

初期研修医になった1997年、ぼくは朝早く起きてイギリスの医学雑誌「BMJ」の論文を1つ読んでから病棟にあがって仕事を始める、というのを日課にしていた。

しかし、この勉強法は大失敗だった。

毎日、論文を読むのはあくまで医学の勉強のための「手段」だ。なのに、朝早く起きて論文を読むのがだんだん面倒くさくなったぼくはそれを「目的」と化してしまった。寝ぼけた頭でぼおっとしたままで論文を読み（読んだつもりになり）、そして病棟に行く。全然身になっていない、意味のない「努力ごっこ」だった。

もう1つ、この「教科書7回読破法」には問題がある。

それは、この勉強法があくまでも**「教科書に書いてあることが正しい」という前提においてのみ、有効だ**ということだ。

「教科書に書いてあることが実は間違っている」ということは珍しくない。その場合、「間違ったコンテンツ」を7回読んで覚えてもまったくの時間の無駄ということになる。

もちろん、それは「受験突破」の障害にはならない。受験においては「教科書に書いてあることは正しい」という前提で試験が作成されるからだ。

しかし、「教科書は実は間違っているのでは」という発想がなければ、いつまでたっても学生時代の誤謬は訂正されないままかもしれない。そして、教科書は案外、間違っている（こともある）。

大人になったら「教科書も実は間違っているのでは」という疑問を持つことが大事だ。その疑問が勉強しようというインセンティブを生む。疑問を持たなければ、勉強も発生しない。教科書も実は間違っているのでは、という疑念が生じれば、さらに文献を検索し、勉強を重ね、さらなる真実に接近していく。

「7回教科書読み」は中身が正しい、あるいは正しいという前提、約束、ルールが存在する場合にのみ有効だ。大学受験は、教科書やその前提である学習指導要領が絶対に正しい、という前提、約束、ルールがある。「実は学習指導要領は間違ってるかもしれない」という前提は受験には存在しない（実際には学習指導要領はかなり間違っているとぼくは思うが）。

司法試験も基本的に「六法全書の記載が正しい」という前提、約束、ルールが成立する。「そもそも六法全書がおかしいんじゃない？」とか言い出す人は、絶対に司法試験に合格しない。

しかし、それはあくまでも内的な了解であり、ルールであり、約束事だ。ものごとの「真理」とか「真実」とは別の話だ。

残念なことに、例えば日本の内科専門医試験問題に明らかな「間違い」を見つけることは珍しくない。出題委員が未熟なために起きる誤謬だが、そういうときは「この出題委員の知識と勉強レベルだったら、（実際には間違ってるけど）まあこれを正解と選ばせたいんだろうなあ」みたいな心理戦を行いながら正解を選択するしかない。これが「内的な了解、ルール」と「真理、真実」のずれだ。

受験勉強は特殊である

日本では勉強と言えば、受験勉強のことが連想されやすい。多くの人たちも、受験のための勉強が生涯で最もエネルギーを費やした勉強だったのではなかろうか。本書を手に取った人にも、本書を「医学部受験突破法」と勘違いされた方がいるのではないだろうか。

しかし、ぼくが思うに**「受験突破法」は勉強法の中ではかなり特殊な勉強法である。**一般的なのではない。極めて例外的な勉強法なのである。

では、受験勉強のどこが特殊なのか。

第一に、受験勉強には締め切りがある。受験日が設定され、そこから逆算して勉強の計画を立てねばならない。定められた時間内に、定められた勉強をこなしてしまわねばならない。

逆に言えば、受験の失敗の大きな原因のひとつが**「締め切り」**マネジメントの失敗だ。「締め切り」までに十分な勉強量をこなせなかったり、受験日にコンディションやモチベーションを十分に高められなかったりすると受験は失敗しやすい。

「締め切り」の存在は、限定された期間内での大量の勉強を必要とする。よって「効率」が必要になる。与えられた期間内に最大限のアウトカムを出すための「効率」である。

もうひとつ、受験勉強の特殊性は**「正しい解答存在」**という前提だ。正しい解答のない受験は存在しない。そうでなければフェアな受験にならない。だれかが合格し、その結果別のだれかが不合格になる受験においては、「フェアである」ことが極めて重要になる。

締め切りと「正しい解答」の存在。両者は別々の特徴のように見える。しかし、両者は密接に関係している。

正しい解答が存在するとわかっているならば、効率がよい勉強とは「間違え」をすべて捨象する勉強ということだ。だから、学校でも塾でも「こうやれば間違えない」という「正しいやり方」を教えてくれたほうがよい。

しかし、勉強をするときに「正しい解答」が存在するとは限らない。あるいはそれが明確でないことも多い。

医学の世界では、これまでは正しいと信じられていたことが、新しい論文で全否定されることは珍しくない。複数の論文が異なる結論を主張して、どちらが正しいのかはっきりしないことも多い。他の領域も同様で、歴史学などは複数の学説が併存することは珍しくないし、経済学の世界では専門家たちがまったく真逆の主張をしているのをよく観察する。

現実世界では「正しさ」ははっきりしていないことのほうが多いのだ。

したがって、ただ教科書や参考書を読み、教師の言うことを聞き、知識を受動的に吸収するだけでは（受験やテスト以外の）勉強はうまくいかない。Aという学説とBという学説が異なる主張をしている場合は、両主張の根拠を把握し、各主張の強みや弱さ、利点や欠点などを吟味しなければならない。

しかし、受験勉強的な勉強法に慣れている人はこのような批判的吟味を苦手とする。

よって、吟味を省略し、どちらかの学説を「信じる」ことになる。信じる根拠は学者や学説の好き嫌いや人間関係だったりする。関係論文も自説に親和性の高い論文ばかりを「サクランボ摘み」し、自説にアゲインストな論文は無視したり（不当に）攻撃する。

しかし、このような信憑は科学を宗教に変じてしまう。「トンデモ」科学はこうして生まれるのだ。

大人が勉強する動機

子供と違い、大人には勉強の義務はない。

もっとも、本当は子供にも勉強の義務はない。「義務教育」の「義務」とは、子供に勉強させる「大人＝国民」の義務のことだからだ。

でも、それはあくまで方便だ。子供はみんなから「勉強しろ、勉強しろ」と要請されるのが昔からのならいである。読者のみなさんも本当に「子供に勉強の義務はない」とは信じていないはずだ。

しかし、大人になったら勉強する必要はない。そう信じている人は多いと思う。大人になってよかったことはたくさんあるが、多くの人にとって「勉強しなくてよい」はそのひとつである。

大人は別に勉強しなくても日々を過ごすことは可能だ。たしかに、勉強したら専門資格をとったりして人生の役に立つ、という話もあるかもしれない。語学に堪能であればもっといろんな仕事を任せられる、というのもあるかもしれない。

でも、そういうのは「子供のときの勉強義務」に比べればずいぶん緩やかな利得にすぎない。だから、「勉強すればよいことがある」と言われても、現実の大人は、毎日机にかじりついて勉強したり、塾に行ったり、模試を受けまくったりはしない。とくに子供のときに朝から晩まで勉強ばかり「させられていた」人は、「なんで今更あんなつらいことをまたやらなきゃいけないんだ」と思うだろう。

大人には勉強して得られる利得は小さい。

しかし、それは勉強を目的ではなく手段として捉えている場合のみである。勉強そのものを快楽と捉え、それを目的とみなし、おまけに締め切りを設定しなければ、大人になっても持続的に勉強し、努力し続けることは可能だ。

語学の勉強法

例えば、大人になってからの語学はいかに勉強すべきか。

例えば、英語である。

まず大事なのは、

自分の今の力を直視すること

だ。これが英語を学び直すときの「スタート地点で必要なたった1つのこと」だ。

まずは、TOEFLでもTOEICでも、IELTSでもなんでもよいから、なんらかの英語の試験を受けてみて、自分の英語力を客観視するのが一番簡単である。他にも自分の英語力を測る方法はいくつもあるが、なにかよい方法を思いつかない場合は、そういう試験がわかりやすい。もしかしたら、現実の直視はつらい体験かもしれない。しかし、自分の力を見ないふりをするよりは、勇気を持って直視できたほうが傷は小さい。自分の力を知らないままでいるほうがずっと残酷だとぼくは思う。

ベースラインの自分の実力がわかったら、同じ試験を定期的に繰り返すべきだ。年に1回でもよいし、3ヶ月に1回でもかまわない。そうやって自分の実力が伸びているのか、落ちているのか、確認する。

その中で英語の勉強を始める。

英語力がないと判定された場合は、まず土台を作る。

土台というのはゴリゴリと集中して勉強することだ。「寝ながらできる」とか「聞いているだけで上達する」なんて謳い文句の教材は一切信じてはならない。それはかなりの実力アップがなされた人にのみ有用な教材だ。土台ができていない人になにを聞かせても、それは耳から耳へと通り抜けていくだけだ。**最初は短時間でもよいから毎日、ガツガツ集中しなければならない。**

ぼくは医学生時代にマルチリンガルを目指し、その一環としてロシア語学習を始めた。具体的にはお金と手間のかからない、ＮＨＫラジオ講座を流し聞きする方法だった。

しかし、これは大失敗だった。ロシア語の基礎を集中的に勉強し、土台を作っていなかったぼくにとって、ラジオの流し聞きは全然積み重なる勉強にならなかった。

こうして何十年も、ぼくは無駄に時間を過ごしてきたのだ。「寝ながら学べる」とか「楽してマスター」といった学習方法は、こと語学学習に関する限り、まず役に立たないと悟ったのもこのときだ。まあ、その悟りを得たわけだから、ぼくの失敗は意味のない失敗ではないのだけれど。

ロシア語の土台を作らなければ、「弛緩」の流し聞きは単なる時間の無駄遣いだ。そう悟ったぼくは２０１６年５月にロシア語検定４級を受けた。「４級」というのはロシア語検定の最低レベルである。それを目標に、自学自習でロシア語の基本的なアルファベットや発音、文法や単語、作文や読解などを勉強することにした。集中して、毎日。

やはり、新しい言語の学習は疲れる。中年になり、記銘力が衰えるととくにつらい。

ロシア語は単語の格変化が大きく、生格とか与格とか対格といった複雑な名詞の変化を持つ。形容詞にもある。動詞には完了体と不完了体という難しい概念がついてまわる。それ以前に、キリル文字が読めない。書けない。

このように大いに苦労したが、幸いロシア語検定は合格できた。

流し聞きしていてもまったく頭にひっかからなかったＮＨＫラジオ講座も、４級のために集中して勉強したおかげで「それなりに」ひっかかるようになった。「弛緩状態」の勉強もこのくらいなら役に立つ。ゆっくりと、しかし諦めずに継続する。

もちろん、４級は自慢できるような高いレベルの資格ではない。しかし、４級がなければ３級はない。４級の実力は３級に行くための必須な「土台」である。だから、また数年経ったら、３級を受けようと思う。時間ができたら、また上達のためのゴリゴリとした集中時間を作るつもりだ。

短期的には試験勉強は「手段」としては役に立つ。強い動機付けと目標設定が明白になり、「集中」を可能にする。

外国語学習が広げる世界

外国語学習は、我々の世界を広げてくれる。もちろん、我々が立っている世界は同じ世界だ。しかし、その世界の見え方は変わってくる。

１９９０年代にぼくはフィリピンを訪問したことがある。医学生のときで、フィリピンの公衆衛生や感染症対策を勉強するためだった。

１年間、英国に留学した経験はあったが、当時のぼくの英語力は今よりもずっと低かった。各所を訪問したときに受けた説明も十分に理解できていなかったのではないかと思う。

さて、２０１６年にぼくは再び仕事でフィリピンを訪問した。このときは業務上の言葉の問題はほとんどなかった。それどころか、フィリピン人のしゃべる英語のくせにも気がつくようになった。どうもところどころにスペイン語らしい単語が混じっているのだ。これは、ぼくの英語力が以前よりもよくなったことと、当時は勉強していなかったスペイン語を勉強しているために気づいた事実だ。

実際、調べてみるとフィリピンの英語やタガログ語にはスペイン語の影響が混じっているのだという。すると、今度は「なぜスペイン語の影響が」という疑問が湧いてくる。そこでフィリピンの歴史を勉強するきっかけができる。また、「日本語の影響が出ていない」という別の事実にも気づく。「そこにないもの」に気づくことも大切なのだ。同じ植民地政策をとっていても、スペインの影響やアメリカの影響は強く残っているが、日本占領期の影響は（少なくとも言語の面では）残っていないのだ。

その理由は現段階ではぼくにはわからない。しかし、「わからない」という自覚が大切なのである。この自覚があれば、時間が見つかったときにいずれ調べる機会もあろう。

いずれにしても、語学学習がぼくの世界を見る目を広げてくれたのである。それは学習がなければ関心すら持たなかったであろう、世界の広がりだったのだ。

日本人にマルチリンガルは可能か

ぼくは昔からマルチリンガル、つまり多国籍語を自在にこなす姿に憧れてきた。

世界には3、4ヶ国語を自在に使いこなす人はそんなに珍しくない。しかし、ハードルは高そうに見える。

しかし、何事もできることから挑戦だ。

まず、日本人は外国語学習が苦手、という前提を捨てたい。それは思い込みに過ぎない。日本人が英語が苦手、という定説が臆見にすぎないのと同様、日本人が外国語学習を本質的に、民族的に苦手にしているという仮説にぼくは与しない。

たしかに、LとRの発音の区別ができないとか、冠詞の区別が難しいなど、日本人には特有の語学学習のハンディキャップがある。

しかし、どんな母国語を持つ人だって、それなりにハンディキャップを持っているものだ。例えば、ヨーロッパの人たちは中国語を学習するとき、複雑で大量にある漢字の習得をとても苦痛に感じるだろうが、我々日本人にとっては、そこはとても大きなアドバンテージだ。簡体字など「わずかな違い」を克服するだけで中国語の文章を読めるようになる。

全体的に言えば、語学に関する日本人のハンディキャップはそんなに大きくない。日本人だってマルチリンガルになれるはずだ。

ぼく自身は大学生のときにマルチリンガルになりたいと思うようになった。「総合的な学問」に憧れていたためで、語学も総合的に勉強したくなったのだ。その回答が「マルチリンガル」である。

学生には金がない。安上がりな勉強をしたい。そこで、ぼくはＮＨＫのラジオ講座をたくさん聞き、スペイン語やフランス語やドイツ語やハングルやロシア語などを勉強していた。

ただ、当時は「ただの流し聞き」だけだったので、全然モノにならなかった。ドイツ語だけは第二外国語だったので、「土台」になるような集中的な勉強ができたが、あとの言語はだめだった。全然頭に残らない「時間の無駄」だった。

現在もラジオ講座で「実践ビジネス英語」を聞いている。C1というNHK英語講座で最も難易度の高い講座で、もう何十年も愛聴している。その他にもドイツ語、フランス語、スペイン語、イタリア語、ロシア語、中国語の計7ヶ国語のNHKラジオ講座を聞き続けている。

ただし、ただ聞き流しだと実力が伸びないので、ときどき語学検定を受けてゴリゴリと勉強をする時期を設けている。年に1回か2回は語学検定を受けるルールを作っている。このような集中と弛緩の繰り返しをしながら、マルチリンガルを目指している。本書を執筆している今はスペイン語検定3級を目指して勉強中だ。スペイン語検定は4級まではとったのだが、2009年に3級を受けて失敗した。その後は他の検定試験を受けたり、専門医試験を受けたり、ソムリエ協会のワイン・エキスパートの資格試験を受けたりしてスペイン語のほうはお留守になっていたが、ちょうど今年(2017年)スペインに行く機会を得たので、せっかくだから勉強し直すことにした。まあ、こういうお気軽な気分で勉強を続けている。どうせスペイン語の試験に落ちても命を取られるわけではないし、給料が下がったり仕事をクビになることはない。大人の勉強には集中と弛緩、そしてよい意味での楽観主義が必要だ(本書校正時点でまた不合格だった。西作文の勉強量が足りなかった、というシンプルな理由が原因だ。また、再勉強である)。

もっとも、こんなスローなペースだと、目指しているマルチリンガルになるのは10年以上先の話になりそうだ（なれれば、の話だが）。

しかし、なにしろ大人の学習には締め切りがない。のんびり楽しく、しかし諦めずに取り組もうと思っている。

語学学習は勉強のガソリン

語学学習はそれそのものが苦痛を伴う快楽であり、快楽追求の所業だ。

語学学習は目的であり、なにかの余得を狙った「手段」ではない。手段にしてしまうと、「バカバカしい」地道な作業なので、「できない理由」を思いついてぼくたちは学習を止めてしまう。

しかし、マルチリンガルな語学学習にも、もちろん利得はある。決して狙ってはいないのだが、結果として得られるおまけとしての利得だ。

「英語が上手ですねえ」とほめられる？　いや、これはあんまり利得ではない。

そもそも、外国で「Your English is very good」とほめられるとき、ぼくはなんとも悲しい気持ちになる。

それは「お前の英語はまだまだ下手だな」という意味だからだ。

言っている人はそういう悪意を込めておらず、素直にほめてくれている。しかし、「英語が上手だね」とアメリカ人やイギリス人にいう人はいないはずだ。我々も「日本語お上手ですね」とは言われない。

要するに「Your English is very good」は「外国人としては」という保留条件付きだ。つまり、「お前はどう見てもネイティブには見えない」という意味でもある。それだけ英語がたどたどしく、発音や文法やイディオムの使い方が間違っている。だから、英語をほめられるのはつらい体験だ。

では、語学学習の利得とは、なにか。

ぼくが思うに、語学学習の最大の利得は、とくにマルチリンガルな語学学習の最大の利得は、**「他の勉強のガソリンになる」**ことだ。

中国語を例に取ろう。中国語を勉強すると、漢字に関心が湧いてくる。漢詩にも関心が湧いてくる。漢詩と言えば夏目漱石が漢詩に優れていて…と歴史や文学にも興味が湧いてくる。もちろん、中国の歴史や政治や文化にも関心が湧いてくる。不思議なことに、興味関心が高まれば自然と偏見、バイアス、差別意識は遠のいていく。

「ヘイトスピーチ」をするような差別者は総じて知性が低く、知識が足りず、差別の対象に対する興味関心が低すぎる。

知識がないから、差別する。知識がないのは、知的好奇心がないからだ。

好奇心旺盛にその国の言語を学ぶと、その国に対する偏見、バイアス、差別意識は生じるはずがない。さらにその国や国民について知りたくなる。好奇心の対象を人は憎悪しないものだ。

フランス語とイタリア語とスペイン語を同時に勉強していれば、その共通言語母体であるラテン語にも興味が高まっていく。医学用語は昔は全部ラテン語だった。こうして、めぐりめぐって本業の医学にも役に立つ。英単語にもラテン語由来の単語は多く、こうして英語にも跳ね返ってくる。

語学はすべての好奇心の源泉だ。語学を学べば自然科学、社会科学を問わず、すべての好奇心が高まってくる。それがさらなる勉強意欲を沸き立たせる。まさに「ガソリン」だ。

ところで、外国語が得意な方でも、「自分は文系だから」といわゆる「理系」な領域にはまったく無関心な方がいる。これはとてももったいないことだと思う。

いわゆる理系な自然科学の領域でも、とうぜんコトバは使われる。語学が必要になる。逆に語学を学べば自然科学の領域の単語もたくさんあるわけで、そういう言葉の意味をよく理解しようと思ったら、自然科学を理解しなければならない。

よくexponentialな（指数関数的な）という表現が用いられるが、その意味もわからず使われるのは問題ではなかろうか。

自然科学領域を完全にシャットアウトした言語は、中途半端な言語である。デカルトもパスカルも、ライプニッツもゲーテもニュートンも、自然科学だの社会科学だの、そういう間仕切りを作らなかった。そういう「区分け」は人間の心だけが作る、実は実在しない壁である。好奇心が旺盛なら、そういう壁は消失する。「向こうもちょっと覗いてみたい」と思うからだ。

「文系」「理系」という区分けの仕方は、自分が文系に属したときは理系に対する、理系に属したときは文系に対する興味関心を失うことを暗示している。それはまったくもったいないことだと思う。

一方、「井の中の蛙」になり「外国語なんてなくても生活には困らない」と自分の世界に閉じこもった自然科学者も、好奇心が枯れてしまっていると言えよう。そういう状態ではよい研究だってできない。ノーベル賞学者の山中伸弥教授が揶揄したように、「阿倍野の犬」を作り続けるだけだ。

語学学習は、その言語に属する人や文化や地域に対する「敬意」と言い換えてもよい。**勉強とは基本的に「敬意を払う」ことなのだ。**

敬意は好奇心の泉であり、向上心の泉でもある。理解の泉でもある。

わかろうとしない人は、いつまでたっても、わからない。わかろうとする人だけに、ものごとの理解はでき、さらにわかろうとするとき初めてさらに深い理解は得られる。

研究という勉強法

ぼくはいろいろな研究論文を書く。研究のネタを着想してから完成するまで、だいたい7、8年かけることが多い。

例えば、ぼくは寄生虫のアニサキス症という病気を予防するための最適法についての研究を着想した。これは、ぼく自身がサバに当たってアニサキス症になったのがそのきっかけだった。研究を着想し、これを計画に動かし、具体的な実験方法を確定するまでには何年もかかった。忙しい診療や教育の合間に研究しているので、なかなか時間を捻出できないこともある。また、研究計画を確定するには多くの先行研究を読み込む必要もあり、とても時間がかかるのだ。

しかし、計画が定まってしまえばあとはとてもスピーディーだ。並べておいた他の研究テーマには見向きもせず、徹底して集中して1つの研究テーマにのめり込む。そして論文を完成させる。いわゆるケチャドバというやつだ。（瓶入りの）ケチャップは押しても叩いてもなかなか出てこないが、出だすとドバっと大量に出てくる（Iwata K, et al. Is the quality of sushi ruined by freezing raw fish and squid? A randomized double-blind trial with sensory evaluation using discrimination testing. Clin Infect Dis. 2015; 60: e43-8.）。

最近は学問の世界も世知辛くて、外部から研究費を獲得したら毎年成果を出せ、進捗状況を説明せよとせっつかれる。その科研費の申請書類を準備するのに多くの時間を割かれ、そのせいで研究が進まないという諧謔が生じる。

ぼくは基本的に研究資金を自分のポケットマネーから捻出することにしている。こうやって本を書いた印税なんかがその原資だ。

よって、研究には締め切りがなく、論文執筆も強制されない。ぼくの研究テーマが個人に許容できないような巨額な研究費を必要としないものであることもその一因だが、いずれにしても自分のペースで研究できることはいいことだ。精神的な苦痛も少ない。

研究には一種の「ノリ」が必要である。「ノリ」が出てくるには一定の時間が必要だ。ノリの出し方は個々の研究者によって異なるが、「ノッている」ときとそうでないときとでは、仕事の質やスピードが大きく変じてくる。

しかし、研究に十分な「ノリ」を待っているだけでは効率が悪い。したがって、研究テーマをたくさん持ってストックしておくことが大切だ。

たくさんのテーマを並行させ、その研究が「ノッてきた」ときに走りだす。「寝かしておく」ことで研究計画が洗練されてくることも多い。

これは医学者に限ったことではない。他領域の研究者にも、あるいはビジネスマンにも応用できる。取り組む領域の「選択と集中」をせず、意識を分散させる。

ただし、集中して取り組む仕事は一時に必ず1つだ。たくさんのタスクをばらまいているのだが、決してマルチタスクではない。

もちろん、このような研究スタイルには欠点もある。ある領域で競争的に研究するタイプだと、ライバルに先に成果を出されてしまうリスクがあるからだ。この場合、研究にスピードが要求される。

ぼくの場合は他者と競争するようなタイプの研究はほとんどしない。しかし、ある場所で感染症のアウトブレイクがあったりすると、その調査のために緊急的に現地に派遣されることがある。その場合は他の研究は後回しにして、調査に集中しなくてはならない。患者の急変なども同様で、計画通りにすべては進まないものだ。

もっとも、緊急感染症の勃発や患者の急変はぼくのアドレナリンを分泌させるのに十分な刺激であり、否応なしにぼくは「ノッている」状態になる。データ収集や分析に睡眠時間を削っても、医療現場を訪問するのに何時間移動しても耐えられる。

研究には他にも重要な要素がある。例えば、他領域への関心だ。

ぼくたちは最近、ＨＩＶ感染者の腎臓の合併症に関する症例報告を２つ執筆した（Doi A, Iwata K, Hara S, Imai Y, Hasuike T, Nishioka H. Interstitial nephritis caused by HIV infection by itself: a case report. Int J Gen Med. 2016; 9: 311-4. および Iwata K, Nagata M, Watanabe S, Nishi S. Distal renal tubular acidosis without renal impairment after use of tenofovir: a case report. BMC Pharmacol Toxic. 2016; 17: 52.）。このときは、腎臓内科学や病理学といった専門外領域の知識が必要だったので、腎臓の専門家や病理学の専門家に教えを請い、共同で論文の執筆に取り組んだ。

また、精神科領域の「身体化」という現象についても精神科医の先生に相談して症例シリーズを執筆した。ぼくの感染症外来には性感染症、セックスによって感染症になる患者もたくさんくるが、性感染症がないにもかかわらず、セックスのあとで体調を崩す方がいる。感染症だと信じ込んで、ぼくの外来にやってくるのだが、実は「身体化」という精神科疾患だったのだ。よせばいいのに、慣れない風俗産業とかに生まれて初めて飛びついて、その後発症することが多い（Iwata K, Katsuda Y. Somatic symptoms after sexual behavior with fear of four sexually transmitted diseases: A proposal of novel disorder. J Family Med Prim Care. 2016; 5: 706.)。

ぼくはこういう他領域をまたがるクロスオーバーな研究が大好きだ。感染症以外の医学領域の勉強も大好きだ。

残念なのは、このようなクロスオーバーな研究を評価できる日本人研究者がほとんどいないことだ。日本の専門家は自分の専門領域の枠内に閉じこもり、その外にある世界に目を向けようとしないからだ。

したがって、日本の専門誌の査読者は他領域の専門知識をまったく持たず、極めてとんちんかんなコメントを返してくることが多い。

ポリバレントな知識がないとこういった複合領域の論文は書けない。論文の評価もできない。海外のジャーナルに投稿しないと、こういう論文は正当に評価されないのだ。

残念なことに。

読書のすすめ

なんと言っても勉強方法で一番古典的、かつ有効なのは読書だ。

ネット時代になり、1冊というボリュームを消化できない人が増えていると聞く。医学生でも教科書を読まない輩は多い。

本は、紙ベースの本でも電子書籍でも構わない。

電子書籍はどんどん便利になっており、かつてあった欠点が激減している。

紙ベースの本のよさは空間的トポロジーを得やすい、というところだ。今、自分は読書のどのくらいにいるのか、あとどのくらい読めばよいのかが即座にわかる。

でも、電子書籍も最近は「今何パーセント読み終えた」とか教えてくれる。「読破までおよそ3時間」と時間まで計算してくれる。重かった端末も軽くなり、小さなスマホで、片手で電子書籍を読んでいると、むしろ紙の本のほうが重たいくらいだ。

英語の本だとリアルタイムで語義を調べることができる辞書機能はありがたい。日本語の本でも辞書にリンクしているので、とくに漱石や鴎外といった昔の小説を読んでいるときは、難しい単語の意味を調べるのに重宝する。

紙の本はどこにやったか忘れてしまい、書棚から探しだすのが大変だ。電子書籍ならクラウドを検索すれば一発で見つかる。書棚の整理は必要なく、本棚がいっぱいになっても古本屋に持っていかずに済む。なによりも、電子書籍はフォントを大きくできるので、最近老眼が進んでいるぼくにはとてもありがたい。

とはいえ、紙の本の装丁や触り心地など、捨てがたい魅力があるのもまた事実だ。

ぼくが本や論文を執筆するとき、複数の本をばらっと机に並べておいて必要に応じて各書を参照することが多い。こういう「ばらっ」というのは電子書籍ではなかなかできない。

いずれにしても、本はたくさんのジャンルについていろいろ読むのが大切だ。自分の世界観の枠を広げるために。枠を超えるためにも。専門領域内の文献ばかり読んでいると世界が狭くなってしまう。

そして、自分のバイオリズムを知り、今自分が一番読みたい本を読みたいときに読むのがよい。漱石を読みたい気分のときこそ、漱石を読むのだ。そうでない時間に無理に本を開いても、目がページを泳ぐだけでまったく頭に入ってこない。マンガしか読めない気分のとき（たいていは疲れているときだが）は、マンガだけ読んでいればよい。

ぼくは朝の早い時間が一番ノリノリの時間で、研究や執筆の多くは朝早く行う。夕方以降はだいぶ疲れているので、書いたり読んだりがつらくなることが多い。夜になると、家族と過ごしたり、マンガを読んだり、映画を観ることがほとんどだ。

自分のバイオリズムに合わせてそのときに一番ふさわしいアクティビティーを行っていれば、自然に自分にふさわしいタイムマネジメントができるようになる。

読書のスピードについて

読書には大きく分けると速読と遅読がある。どちらも大事だとぼくは思う。

ぼくは正式な速読法を訓練したわけではない。ただ、読むのは速いので自然に速読的な眼の動かし方や頭の動かし方をしているようだ。

ぼくの理解では、速読とは要するに「飛ばし読み」のことである。その「飛ばし」の程度によって、「拾い読み」になったり「ざっと目を通す」になったり、あるいは、いわゆる「速読」と呼ばれる読み方になるのだろう。

よって、**読む本の内容の密度、理解の容易さ、自分の理解度などに応じて、「飛ばし」方を調節する。**

自分にとってあまり重要でないトピックを扱う新書などはかなり「飛ばし」、15分くらいで済ませてしまうこともある。とくに「主張系」、おれはこういう主張をしたい…という系統の本はその人の主張の内容とその根拠がわかれば十分なことも多く、ザックリと飛ばす。

逆に、遅読が重要になることもある。とくに小説を読むには遅読がよい。ゆっくり読まないと楽しくない。楽しくなければ小説を読む意味がない。

場合によっては朗読を聴くのも楽しい。最近はAudibleなど音声サービスが充実しているので小説の楽しみ方がぐっと広がった。漢字が難しい昔の小説などは朗読してもらったほうがずっと楽しめたりする。

速読も遅読も有用だが、両者の「幅」を広げ、そのバリエーションが多いほうが勉強には有用だ。無茶苦茶速い速読、とても遅い遅読、そしてその間。車のギアのように何種類かスピードのバリエーションを持っておけば、手にとった本をどのスピードで読めばよいか、上手に調整できる。

わからないところ、面倒くさいところはさっさと読み飛ばせばよい。読書は我々の自由でやっているわけで、全文、逐一読破する義務はだれにもない。本を書く著者としてはすべての文章を丁寧に読んでほしいところだから、申し訳ないとは思うが。

ただし、速く読み、読み飛ばしをすればその分「誤読」のリスクも高まってくる。本当に著者の真意を自分が掴んでいるか、確信がないときはスピードを落とすか、再読したほうがよい。中途半端な読書で著者の真意を読み誤り、誤解したままでアマゾンあたりで酷評を書くくらいみっともないことはない。よくある話だが。

本を読むのに慣れていない人には、まずは読みやすい本をスイスイ飛ばし読みしながら読破し、「読破した」という体験を得るところから始めるのがよいと思う。

いずれにしても、その本を手にとり、開いてみないとそれが「速読」向きの本か、「遅読」に適した本かはわからない。読んでみてからスピードコントロールすべきだ。

つまり、最初からノルマを決めてはダメだということだ。

「月に○冊読むことにしてます」といった読み方は、読書を手段から目的化してしまう。せっかくゆっくり読むべき本も、「ノルマ」のために速読の犠牲になってしまう。

ぼくは『食べ物のことはからだに訊け！』（ちくま新書）という本の中で、規則正しくない食事を勧めている。

なぜかと言うと、そのときそのときの季節、気候、体調、気分で、食べたい食べ物、食事の量はずいぶん変わるからだ。それを無視して「規則正しい」食事にこだわっていると、自分の体が要求している食事を感じ取る感覚が鈍ってしまう。体調が悪いときは過食となり、疲れて栄養を要求しているときは過度な少食となる。だから、規則正しい食事は「体によくない」のだ。「規則正しくない食事」こそが、健康によい。

その本にふさわしい適切な速度で本を読み、本の内容や理解度に合わせて自分の読むスピードを自在に調整できるようになれば（それは工夫しながら経験していけば、自動車のギアを調整するように簡単にできるようになるが）読書によって得られるものと、スピード感ある効率よい読書のバランスを取って、最適な読書体験となる。

再読も大切だ。1回読んだだけで理解できるとはゆめゆめ考えてはならない。「1回ではわからない」と思ってかかるほうが大切である。貴重な本は何度でも再読するとさらにさらに得られるものは大きい。本が自分に近づいてくるのがわかる。

クリティカル・リーディングとは

スピードを調整する読書に慣れ、再読にも慣れたら、今度はクリティカル・リーディングをしたい。

クリティカル・リーディング（critical reading）とは、批判的に読むことを言う。対象は、小説でも論文でも、新聞でも、ネット情報でもなんでもかまわない。

批判的、とは相手を論難することではない。相手の言っていることが妥当なのか、きちんと読み手が検証しながら読むという読み方だ。

そのためには読み手の専門知識も必要だが、専門知識以上に重要なのは、ロジカル・シンキング（logical thinking）である。論理的に考えられるかどうか。ロジカル・シンキングがしっかりしていなければ、クリティカルに読むことはできない。

その前提は、「相手の主張を正しく理解すること」だ。相手の主張を誤解してしまったら、批判的もへったくれもない。なので、どんなときでも、

相手の言いたいことを理解する

ことは大事だ。

そのためには「相手を論破してやろう」と最初から喧嘩腰ではダメだ。場合によってはこの意見に全面的に賛成してもかまわない、という可能性を残しながら読んでいく。

言い換えるならば、**「読む前から結論ありきではダメ」**ということだ。

ぼくは医学論文をクリティカルに読むことを習慣としている。そして、もしその論文に対する反論がきちんとできるのならば、それを「レター」として投稿する。学術雑誌がそれを正当な批判と認めれば採択してくれる。医学論文のデータベース、Medlineにも掲載される。

論文を批判的に読んで文章を書くだけなので、レター執筆にはお金が全然かからない。時間もそんなにかからず、慣れると30分程度で書ける。学術論文作成に何年もかかるのとは大違いだ。

論文を読み、吟味し、（英語で）レターを書き、専門家にそれを吟味してもらい、採択されれば

アーカイブに残してもらえる。レター執筆は実に安上がりでお得な自己研鑽の方法だ。

レター執筆は英文を読み、英文を書くトレーニングにもなるが、なによりもロジカル・シンキング、クリティカル・リーディングのよいトレーニングになる。

対象となる論文を理解できなければ論文を正しく批判できない。批判ができなければレターは書けない。レターが書けても、説得力がなければ採用、掲載はされない。外的な評価もあるから、これはよいトレーニングと言えよう。

先日も、ぼくはレターを1本書いた。ホスホマイシンという抗菌薬に関する論文を読み、「ホスホマイシンには2種類ありますが、あなたの論文では両者がゴチャゴチャに議論されていませんか」。まあ、そういう趣旨のレターだった。幸い採択され、アーカイブにも残すことができた(Iwata K. Are all fosfomycins alike? Journal of Infection and Chemotherapy Internet. cited 2016 Aug 30; Available from: http://www.sciencedirect.com/science/article/pii/S1341321X16301283)。

日本の医学雑誌の場合、ときどきこのレターというシステムそのものを持っていないことがある。

先日も、ある論文が論理的におかしかったので、「それはおかしい」と雑誌にレターを書いて送ったら、「うちの雑誌にはレターを載せる制度がない」と掲載を断られてしまった。しかし、これでは学問的な議論が構造的に排除されてしまう。

日本の学術界は議論を持たず、ロジックもなく、ひたすら主張、演説を行うだけであることが多い。鷲田清一先生が、コミュニケーションとは「コミュニケーションの後で自分が変わる覚悟ができているような」やり方でのコミュニケーションである、とおっしゃっているのとは真逆の態度である。自分の言いたいことだけ主張し、相手の言うことは全否定し、そして「変わる覚悟」がない。対話がないから、レターもない。

日本の学術誌にレターの制度がないのは、学問における大切な対話という存在を無視しているからだ。こういうところにその悪弊が象徴されている。

しかたがないので、このレターは自身のブログに載せた。まあ、ブログに載せたほうがより多くの読者を得た可能性もあるが（http://georgebest1969.typepad.jp/blog/2015/08/デビペネムピボキシルトスフロキサシンが小児肺炎入院率を下げたのか.html および 2017/07/levofloxacin注射剤を用いた臨床試験の妥当性化療学会雑誌に投稿不採用の短報.html）。

ただし、**「批判するなら、自分が再反論される可能性を担保しておく」**のがマナーだ。安全なところから石を投げて面白がっているのは批判ではなく、単なる揶揄である。

そのため、こういうクリティークを行うのであれば必ず匿名ではなく実名で行うべきだとぼくは常々言っている。

もちろん、弱い立場にある人が身の安全のために匿名を選ばざるをえない場合もあろう。匿名性の全否定はよくない。

かといって、それを逆手に匿名で好き勝手に物を言ってよいわけではない。とくに専門家が専門領域についてコメントするとき、匿名で行うのは職業倫理に悖る。

イギリスでは医者が、自分が医者であると表明する場合はソーシャルメディアで実名を使わねばならないとガイドラインで定めている（General Medical Council http://www.gmc-uk.org/guidance/ethical*guidance/21186.asp*）。プロとして当然のマナーだと思う。

本書で繰り返しているように、重要なのは相手への「敬意」であり、謙虚さである。相手を批判しておいて、自分は批判されないところで隠れているのは、相手への「敬意」を欠く行為とみなすべきだ。

しかし、これはあくまでもぼくの私見に過ぎない。プロの医療者が実名であるべきかどうかを決めるのは社会であり、患者サイドである。

そこで、ぼくはネット上でアンケートを実施して、社会が医者の実名を望んでいるかどうかを調査した。

すると結果は意外にも、医療者が匿名であっても構わないという方のほうが多数派であった。

ぼくはこの結果を受けて、自説である「医療者は実名たるべき」という意見は一般化できない旨を述べ、そのことをブログで公表した。新しいデータが出たら自説を変えるのは当たり前だからだ（http://georgebest1969.typepad.jp/blog/2016/07/医師の匿名は許容される.html）。変わる覚悟がなければ、意見を表明する意味はない。

数学は学び直せるか

ぼくの専門は感染症だ。

感染症は流行する。インフルエンザ然り、風疹然り、本書を書いているときは、ブラジルなどでジカ熱という感染症が流行している。

感染症の流行がどのように起きるのか。どのくらい起きるのか。それを予測する感染症の数理モデルというものがある。数学を使って感染症の広がり方を予測するのだ。

ぼくは患者を診察したり治療したりは長いことやっているが、感染症がどのように流行し、どのようにその流行が収まるのか、精緻に言い当てる能力を持たない。

ところが患者のほうは「今年のインフルエンザ、どうなるでしょうか」とよく訊いてくるのだ。で、口をモガモガさせて「私は医者で易者じゃないので未来予測はできません」と答えてきた。

そうこうしているうちに、数理モデルの専門家が何人か、論文を書くので手伝ってほしいと言ってきた。

数理モデルは条件をモデルに入力して、そして感染症の流行予測を立てる。しかし、入力条件そのものの妥当性は既存の情報、つまり現場の情報に依存している。過去の情報がなければ未来予測もできない。そこで臨床家とタイアップして、予測モデルをつくろうという話になったのだ。

企画の段階で、数学の先生に研究の概要を説明してもらった。しかし、これがチンプンカンプンでまったく理解できない。

なにしろ、高校卒業以来数学なんてまったく勉強していない。白状すると、その高校卒業までも、さしてまじめにやってきたわけではない。この程度の数学力では、最先端、カッティングエッジの研究をしている専門家の説明など、理解できるはずもない。

しかし、ぼくは思った。数理モデルは面白そうだ、これは勉強してみたいと。なんのことだかわからないくせに「面白い」とはおかしいではないか、というツッコミもあるだろうが、まあ直感的にそう思ったのだ。

で、まずは感染症数理モデルの教科書を買って読んでみることにした。

ところが、これが全然理解できない。なにが書いてあるのかもわからない。なにを書こうとしているのかすらわからない。ぼくは10ページくらいこの本をペラペラめくるという苦痛のすえ、本を放り出してしまった。

で、しばらくこのことは忘れてしまった。

しかし、そうこうしているうちにも新しい感染症がやってくる。患者や新聞記者たちが「この感染症はどうなりますかね」と訊いてくる。「私は易者じゃないので」とまた同じような文句を繰り返す。

数理モデルを用いた論文は読むようにしてみた。エボラ出血熱の流行はどうなりそうだ、とか、インフルエンザはどう広がりそうだ、とか。前提（どの感染症が）と結論（こんな流行になります）は理解できるが、その中身、「なぜそういう結論に至るのか」はチンプンカンプンで、さっぱりわからない。

そこで、一からやり直すことにした。数学の復習だ。

数理モデルでは微分方程式を用いる。時間を用いた関数で…なんて説明を始めたらみなさんは本書を放り出してしまいそうだし、ぼくの説明のボロも出そうなので止めておく。とにかく、微分方程式を知らなければ、数理モデルはわからない。

微分方程式を勉強するには、まずは「微分」を復習しなければならない。実は微分方程式を解くためには積分も必要だとわかった。こいつも復習しなければならない。ついでに各種方程式もおさらいしなきゃならない。そうなると、対数とか指数とかもおさらいしないといけない。微分と積分を復習していくと、次に三角関数が出てくる。サイン・コサイン・タンジェント、のあれだ。

ネットでその手の参考書を買いあさり、数学の総復習になった。

数学は全部つながっている。アタリマエのことに改めて気づく。高校生のときは目先の学習（テスト）に一所懸命で、全体像が全然想像できていなかった。アメリカの研修医の多くが基礎医学領域の全体像を把握していなかったように。**全体像が想像できないと、勉強はつまらない。**

高校までに学ぶ数学も、ほとんどは「難しく」はない。それは理解できた。よく数式を見ただけでだめ、という人がいるが、そういう人でも、数式の理解能力はあるのだ。ただ、単に嫌悪感を持っているから投げ出してしまう。感情が数学を忌避させるのだ。ぼくも昔はそうだった。

好奇心を嫌悪感以上に持ち、「これは難しいのではない。面倒くさいだけなんだ。いつかは必ずわかるようになる」と自己暗示にかける。「数式はだめ」という思い込みを「数式は（いつかは）理解できる」というメンタリティーに転じていく。

そんなとき、ラッキーなことに感染症数理モデルを学ぶ短期合宿が行われることを知った。東京での10日あまりの研修に参加した。実際に初歩的な数理モデルも自分で作ってみた。やはりある時点ではゴリゴリとした集中的な勉強が必要だ。

実習をやってわかったことは、感染症数理モデルはやはり難しい、という当たり前の事実だ。自分で論文を書くレベルに持っていこうと思ったら、相当勉強しなければならない。自分は臨床屋で患者を見るのが仕事だから、そんな暇はない。というわけで、専門的な、プロレベルの仕事はプロにお任せすべきだ。

では、ぼくのこれまでの学習はムダだったかと言うと、もちろんそんなことはない。

高校数学を総復習したおかげで、これまでは読み飛ばしていた論文の数式もよく理解できるようになった。数理モデルの論文を自分一人で書くのは無理だが、読むことはかなりできるようになった。読めるようになった、ということは批判的な吟味ができるようになったということだ。論文内の瑕疵にも気づくようになった。「未来予測」はやはり難しい。実際、数理モデルの立てた予測は、当たらないこともある。

よく「数学なんて役に立たない」と言う。「大人になっての勉強なんて役に立たない」と言われるように。

もちろん、役に立てなければ、役に立たない。数学なしで日常生活を送ることもほとんどの人にとっては可能だ。

しかし、数学を勉強することで、新聞に載っている「○○の予測によると、今年のインフルエンザは…」という報道の「予測」の意味をよりよく理解できる。よりよい理解は、よりよい対応への第一歩だ。インフルエンザに過度に楽観的になったり、あるいはヒステリックに悲観的にならずに済む。はっきりとは目に見えなくても、ちゃんと数学は「役に立っている」。

なによりも、**数学は勉強し直すとかなりエキサイティングな楽しい学問だ。**高校生までのときは、わからない状態でテストを受け、わからないままに次の単元に進むから、「なんだかわからなくて役に立たなそうな難しい教科」という否定感情が強く出てしまうのだと思う。ゆっくりと、わかるようになるまで気長に勉強すれば、少なくとも高校数学レベルまでは全然難しくない。難しいのではなくて、面倒くさいのだ。

このことに気づくだけで、数学観は大きく変わる。大人になってから数学を復習する最大の利得は、その変化する数学観だ。

数学は面白い。しかし、たいていの面白いことは、最初は面倒くさい。

この事実を受け入れ、焦らずのんびり、締め切りも義務も報酬もないままに勉強していれば、数学はかなりの快楽だ。

もっとも、ぼくもそうこうしているうちに最近はすっかり数学の勉強をサボっていて、せっかく学んだこともたいてい忘れてしまった。

しかし、大人のぼくにはなんの義務も負い目も締め切りもない。また時間ができ、興味関心がわき、勉強するぞというエネルギーが溜まってきたら、「虫干し」の復習をすればよい。新たに学び直せばよいのだ。

勉強方法の選択について

勉強法にはいろいろな方法がある。うまくいく方法もあれば、そうでない方法もある。だから、いろいろ試してみる。

試してみる理由のひとつは、「どれが自分に向いた勉強法か、やってみなければわからない」からだ。

他の人にはフィットしない方法も、自分には向いているかもしれない。それを知るには試してみるしかない。

やってみて、うまくいかなければ、それは失敗だったと潔く認めて諦めればよい。で、別のやり方を試すのがよい。ぼくが語学学習でいろいろ失敗しまくったときのように。うまくいく方法を模索して、何度でも試してみればよい。**失うものはなにもない。**

大人の勉強には、受験勉強と違って「締め切り」はない。死ぬまでは、たっぷりと時間がある。死ぬまで勉強なのだから、のんびりとベスト・フィットな方法を模索し続ければよい。

ここでも大事なのは「失敗だと認める」勇気だ。

勉強において失敗してもだれも困らない。どんどん失敗すべきだ。でも、失敗を認識できなければ、それは意味のない失敗だ。必ず失敗を認識するセンサーと、失敗を認める勇気を持つべきだ。

そうやってＰＤＣＡサイクルを「らせん状に」回す。いつまでも回し続ける。それは、同じところをグルグル回っているだけの「ＰＤＣＡごっこ」とはまったく別の、永遠の改善物語なのだ。

三日坊主は正しい

やってみて、うまくいかないな、と気づくのは早いほうがよい。だから、三日坊主は正しい。

３日もやっていれば、これは自分にフィットする勉強法じゃない、ということがなんとなくわかってくる。だめだな、と思ったらさっさと撤退するのがよい。やせ我慢はよくない。やせ我慢して無理した勉強法は、結局頭に入らないで形式化するか、継続できないかのどちらかだ。

三日坊主だって、経験値がゼロのまったくムダな経験というわけではない。「このやり方はうまくいかない」という失敗の法則を学んだのだ。次はもう少しましな、あるいは自分にフィットするやり方でやろう、という学びを得たのだ。ただ、だれかに「こうやるとうまくいくよ」と教えてもらってうまいやり方を獲得するのとは違う、深みのある学びだ。

それに、たった３日だってそれなりに学びはあるものだ。

その証拠にぼくたちは2泊3日の研修とかに参加する。学術集会も3日くらいのことが多い。「3日の学び」が意味のない学びであれば、研修も学会も意味がないということになる。そんなことはない。そういう小さな学びも、ないよりはずっとましなのだ。

ダメなのは、「この勉強法でうまくいくんだろうか」と躊躇してしまい、なにもしない日々が続くこと。これはまったくの時間の浪費になる。やろうか、やるまいか、と悩んだらまずやってみる。やってみてから考えるのが大事だ。繰り返すが、**勉強失敗したからといって他人に迷惑はかからない**。だめなら諦めればよい。

三日坊主も10回やれば、30日の学習成果になる。10回の失敗する方法を学ぶ貴重な経験でもある。そういうのを繰り返している人は、「なにもしない人」よりも遥かにずっと学んでいる。

最初は「失敗だな」と思っていても、思わぬところでそういう勉強法が有効だとわかることもある。多くの場合、自分の成長に準じて、教材の価値が発見されたのだ。なので、失敗したと思った教材も捨てずにとっておくことが大事だ。漬物のように「漬けておく」。

例えば、語学の文法書を買って読んでみる。最初はチンプンカンプンだし、文法なんてつまらない。そこで、すぐに止めてしまったとする。

しかし、そういう本はブックオフとかに売ったりしないで本棚に置いておくのが大事だ。語学学習をずっとやっていると、じわじわと感得されるのが「文法の重要性」だ。でも、始めたばかりのときはこれが煩わしくてしようがない。

勉強を重ねていくうちに文法の重要性や面白さがわかってくる。そのときに文法書を読むと、あんなに退屈で無意味に思えた文法の勉強が、実は語学学習の根幹をなしていることに気づく。文法書なしじゃ、語学を学べない、とすら思えてくる。

これは自分自身の価値観の変化だ。それは語学学習をチマチマと継続していて生じた価値観の変化だ。**価値観の変化とは「自分が変わる」ということだ。つまり、これが「学習」である。**

そういうわけで、長い目で見ると「三日坊主」が戻ってきて役に立つということはしばしばある。それも、かつて「役に立っていない」と諦めてしまった、という失敗体験があるからこそ強く印象に残るのだ。

コンディショニングの問題

「時間を上手に使う」ということは、いかに自分がやっていることのパフォーマンスが最大になるよう、自分の身体やメンタリティーを持っていくかという「コンディショニングの問題」である。コンディショニングの最適化、パフォーマンスの最適化が結局は事後的に「時間が上手に使われている」という結果をもたらす。

ここで言うコンディショニングとは、一発勝負の短期的なコンディショニングのことではない。短期的な、例えばマラソン大会に参加するとかなら、その一日に最高の運動能力と闘争意欲をもっていくよう工夫できよう。

しかし、仕事の場合はコンスタントに、もっともっと長期にわたって、何年も、何十年も高いパフォーマンスを維持する「工夫」と「仕掛け」が必要だ。マンネリ、倦怠期、バーンアウトの起きないようなコンスタントなパフォーマンスの工夫と仕掛けだ。

そのために、タスクを1つに絞らず、たくさんのタスクを並べておいて、「お、今はAという仕事をやるのに一番ノリノリだぞ」というタイミングを見計らってAにのめり込む。Aに飽きたり疲れたりしたら、Bに転じる。こうやっていろいろな仕事を並列しておくことで、常に「最適解」を選択できる余地を残しておく。

最近「選択と集中」という言葉が流行りだ。

しかし、一般的に「選択と集中」は得策とは言えない。

「選択と集中」というと聞こえはいいが、要は、あれは「バクチ」の発想である。ラッキーなら大勝するけど、ダメなときは完全にアウトという発想だ。

アメリカ流の原理的な資本主義社会ではたくさんのベンチャー起業が生まれる。しかし、そのほとんどは短期間での倒産を余儀なくされている。「選択と集中」という「バクチ」でごくわずかな例外的会社だけが大成功し、他は全部アウトになる。

そのわずかな例外的勝者が景気を改善させ、残りの人たちにも恩恵を及ぼすトリクルダウンが起き…というのがこの「選択と集中」による経済回復策の要諦だ。

この理論が本当に正しいどうかは、ぼくは知らない。しかし、仮にその理論が正しいとしても、「選択と集中」がサクセスフルなのは社会全体というパースペクティブにおいてのみで、**個人レ**

ベルで言うと「選択と集中」はリスクが大きなバクチであることには変わりはない。

だから「選択と集中」でこんなにうまくいった事例がある、という「事例」でこの方法が正しいと誤認してはいけない。それは「バカラでこんなに儲けた人がいる」と違法カジノに誘うのとほとんど同じ手口だ。

一般にリスクは分散させるのが基本であり、王道だ。だから、あるタスクに全エネルギーを費やす（総じて負ける）、というギャンブル的発想は回避するのが思慮深い態度だ。

よって仕事のパフォーマンスを最適化させるためにも、Aという仕事以外にも選択肢を残しておくのが「より失敗しない可能性が高い」のだ。

こうやって編み出されたのが「たくさんの仕事を並べておき、そのとき最良のコンディションにある仕事にとりかかる」という方法だ。

誤解してはいけないのは、この方法はいわゆるマルチタスクではない、ということだ。ある時点でやっているのは必ずシングルタスクだ。その仕事1つに集中する。その時点の自分の身体やメンタルの状態に合わせ、その都度、最適な仕事を選択するのだ。

そうやって仕事をとっかえひっかえするので、中長期的に見れば、それは「マルチタスク」ということになる。短期的にはいつでもシングルタスク、シングルタスクの連打が、長期的にはマルチタスクという結果を生む。

ベネディクト・キャリーの『脳が認める勉強法』（ダイヤモンド社）によると、効果的な学習は環境をコロコロと変え、勉強法も変えてやるとよいのだそうだ。

同じ部屋、同じ時間、同じ音楽、同じ環境での勉強は記憶との関連付けをしにくい。どんどん環境を変えてやれば、その変化した環境との関連付けで記憶は定着しやすくなる。学ぶ力は強化できる。落ち着きがないほうがよいというわけだ。

また、反復練習はものごとの習得を遅くするのだそうだ。むしろ、複数の項目を織り交ぜて、手を替え品を替えのほうが習得しやすいという。Interleave あるいは interleaving と呼ぶこの方法は、不規則に学習項目を並べ、「なにについて学習しているか」を教えず、ランダムに新旧織り交ぜて学ぶ。

もちろん、身体も精神も常に緊張を張り詰めた状態に維持することはできない。それは短距離的な営為であり、やり過ぎるとフィジカルに、あるいはメンタルにブレイクダウンを起こす。年齢が上がってきて体力や気力が落ちてくると、なおさらだ。

そのため、「集中と弛緩」が大事になる。集中し、疲労したらさっと休む。

また、ただただ仕事のパフォーマンスを上げるだけでは人生の意味がない。また、年単位の長期的な観点から見れば、「休憩する時間」「音楽を聞く時間」「食事を楽しむ時間」「家族と語らう時間」といった「弛緩している時間」を大切にしないと、仕事のパフォーマンスそのものが落ちてしまう。

大切なのは「集中と弛緩」、これを上手に繰り返すことだ。

ところで、「集中と弛緩」に一番大事なのは、自分を知ることだ。

自分が集中しているノリなのか、疲れて弛緩を要求しているのか、自分の身体と心に問うことである。自分を知ることがとても大切だ。

「弛緩」を求めているときに無理に勉強しようとしても、目は文字の上を泳ぐばかりで少しも頭に入らない。こういうときは潔く諦めて、寝るとか、家事をするとか、美味しいワインを飲むとか、楽しいマンガを読むとか、そういう時間に転化させたほうが「長期的には最適」になる（高校生のみなさんは、ワインは飲んじゃダメだけど）。

そして、いざ集中力が高まったときを見逃さず、そのノリを邪魔することなく、すかさず仕事や勉強に自分を没頭させる。そのノリがどちらを向いているかを正しく判断し、一番パフォーマンスが高まりそうなタスクを選択する。

「飛躍」について

学生や研修医を教えていて、そのパフォーマンスがぱっとしない人がいる。「あまり医者には向いていないいんじゃないかなあ」と思うことすら、ある。

でも、ぼくはそういう「アンダーパフォーマー」も諦めずに一所懸命教えることにしている。何年か経って、急に「飛ぶ」人がけっこういるからだ。飛躍的に伸びて、なんかすごい優秀なドクターになり、こちらが「参りました」と言いたくなるような飛躍である。

そういう飛躍がいつ、どのようなきっかけで起きるのか、ぼくには予見できない。本当にそれがその人に起きるのかすら、予見できない。それが起きないことも、しばしばだ。

しかし、そのような「飛躍」が一定の割合で起きることはわかっている。プアパフォーマーだからといって諦めてしまう必要はない。それだけはわかっている。

知性は飛躍する。保証はないが、飛躍する。その飛躍を信じて、学ぶべきだ。そして教えるべきだ。

「飛ぶ」とは「自分が変わりたい」と、心から思い、そして変わることだ。

この、「心から」というのがポイントだ。

みんな口では「変わりたい」というが、心の底からそう思ってはいない。むしろ「だれかに変えてほしい」「みんなの見方、私への評価を変えてほしい」「環境がもっとよくなれば、変わることができるはず」という他力本願である。変わるべきは私ではなく、環境である、と思っている。

他人とは全然関係なく、自分の意志で自分だけが変わるのは本当に難しい。覚悟と勇気を必要とする

しかし、それができたとき、初めて「飛ぶ」チャンスが生じるのだ。

もっとも、自分が変わったとしても、与えられるのは「チャンス」だけだ。本当に飛べるかどうかは、飛んでみないとわからない。飛んでみたら、やっぱりうまくいかないことだって、もちろんある。

でも、**飛んでみなければ飛べないことは100%確実だ。だから、失敗を恐れてはいけない。**

失敗を恐れずに飛び続けていれば、あるとき偶然か、それとも必然かわからないが「飛躍」で

JCOPY 498-04854

きることがある。

これは予見できない飛躍である。

優秀な人物がすいすい成長していくのはある程度経験を積んだ教員だったら予見できる。でも、一見優秀ではない人物がいつ飛躍するのか、本当に飛躍するのかは、これは予見できない。

しかし、そういう事例は確実に存在する。そんなにしょっちゅうある事例ではないから、統計学的な吟味もできないし、学問的にも証明しづらい。ただ、そのような事例はたしかにある。

そのような僥倖が期待できるから、ぼくは自分自身も含めたアンダーアチーバーたちをないがしろにしたくない。彼らを熱心に教え続けたい。

みなさんが、万が一にも「自分を優れていると規定していない」のなら、ぜひチャレンジしてみてほしい。

ぼくは常に自分に言い聞かせている。劣等生であっても諦めるな。自分を諦めるな。

死ぬまでの勉強に締め切りはない。いつかの飛躍を信じ、過去の学歴を捨て、「今、ここ」だけを基準に勉強する。勉強を目的として勉強する。それを苦痛ではなく、快楽と思えるようになったら、勉強のエネルギーは持続する。持続していれば、しくじっても、失敗しても、勘違いしても、いつかは正しい学びとなる。「面倒くさい」問題は解決される。

医学部に行きたいみなさんへ

本書は長期的な視野に立って、主に「大人の」勉強法を説明してきた。この勉強は短期的な効率のよいアウトカムを目指さず、むしろ**「遠回りが本当の近道」**という視点に立ち、失敗を奨励し、繰り返しや試行錯誤を奨励し、効率的に最適解だけを選択することを意図的に拒んできた。

こういう勉強の方法は明後日の定期試験や、差し迫った入学試験に挑む人にはあまり役に立たない。いや、むしろじゃまになる可能性すらある。

とはいえ、本書の勉強法は受験を控えた人たちにとって有害無益かというとぼくはそうは思わない。

ぼく自身は「効率の悪い」子供だったので、試験はうまくいったり、うまくいかなかったり、物わかりが悪く、先生に質問を重ね、納得がいくまで先へ進めない子供だった。とても燃費の悪い、効率の悪い生き方をしてきた。不器用な性格でずいぶん損ばかりしてきた。

しかし、そのような人生を送ってきたおかげで今でも疑問・質問は泉のように湧き上がってくる。好奇心は絶えることがない。(能力がついてこないが)勉強の意欲も十二分にある。

多くの医学生が18歳で勉強意欲を枯渇させてしまうことを考えると、そして18歳以降の勉強の大切さを考えると**「急がばまわれ」**の原則が役に立っている。

バブルの頃と違い、現代社会はさほど「学歴社会」ではない。大学を卒業したあとのパフォーマンスのほうが、その人の人生に大きな影響を与えている。

iPS細胞を樹立してノーベル賞をとった山中伸弥氏は、ぼくが現在勤務している神戸大学の卒業生だ。

神戸大学の学生はとても優秀だが、俗な、「学歴社会」的観点からいうと、日本で一番アタマの良い18歳が入学する大学ではない。

しかし、18歳のパフォーマンスがノーベル賞に直結するとは限らず、近年ではそうではないことも多い。

ぼくと同じく感染症が専門の大村智氏は2015年ノーベル生理学・医学賞を受賞されたが、郷里の山梨大学を卒業している。高校の先生などをしながら、あとになって研究生活に入った。

山中氏も大村氏も、通俗的な意味でのエリート人生を辿っていない。しかし、「納得しない」「疑問が湧き上がる」タイプだったのだとぼくは想像する。「わかる」よりも「わからない」にウエイトを置いた生徒だったと想像する（たぶん、この想像は正しい）。

山中先生はもと外科医だったし、大村先生は学校の先生で、2人とも「ノーベル賞まっしぐら」な人生ではなかった。でもそういう体験も全部後の研究成果に生きているのだとぼくは思う。まさに「**急がばまわれ**」なのだ。

これまでのように「18歳が頭脳のピーク」な「効率のよい」勉強法をやっていると、その後のパフォーマンスがダダ下がりしてしまうリスクを考えておく必要がある。大人になったとき、勉強の意欲がわかない、好奇心が乏しい、質問が思いつかない、という「枯渇した状態」になっては、その後の活躍は望めない。

小学校に入るまではだれもが好奇心旺盛で、質問・疑問に満ちている。この好ましい状態を学校教育がダメにしている。「効率のよい」正しい答えだけを選択させ、失敗を回避させようとしすぎ、ショートカットを続けすぎて、失敗を恐れ、質問を恐れ、「正しい回答」を選択するのがやたら上手な子供たちになっている。

アップル社を作り、成長させたスティーブ・ジョブズは「Stay hungry, stay foolish」と言った。バカバカしい発言、質問、疑問を積極的に持ち続け、（他人には馬鹿げた妄想に見える）夢を持ち続け、好奇心をエネルギーに頭を動かし続けろ、というメッセージだと思う。

そういう意味ではぼくは、受験生たちが夜遅くまで塾に通うのはあまりよくないと思っている。中学生くらいまでは塾には行かないほうがよい、とすら思っている。ぼく自身塾には通ったことがない（島根の田舎で、そんなものなかったし）。

まあ、短期的な「効率」もまったく無視するわけにはいかないから、週1回くらいは許容範囲内かもしれない。でも、毎日夜遅くまで、体力が尽きるまで塾通いをして、学校で寝ているみたいなのはやり過ぎだ。大人になってからの勉強意欲はここで削がれてしまってはいないか。

若いときには、ぼーっと考えごとをしたり、外で走り回ったり、バカバカしいことをやる時間が必要だ。たくさんの質問とたくさんのバカな失敗を許容するような時間が必要だ。短期的なアウトカムに寄与しない時間である。

塾は基本的に「効率よく最短の時間で最小の努力で最大のパフォーマンスを提供する、最適解を提供する」能力にとても長けた、その専門技術に満ちた場所だ。塾通いを続けていると、失敗するチャンス、質問する能力は下がっていくであろう。学校の勉強に対する意欲も「塾があるからいいや」と落ちてしまい、学校の教員に対する敬意すら下がってしまいかねない。

「効率」ももちろん大事だから塾を全否定するものではない。受験も必要だし、「よい」学校に進学するメリットもたくさんある。しかし、そのような効率、受験、「よい学校」という短期的なメリットにエネルギーを注入しすぎて、大切な好奇心、質問、失敗するチャンスをあまりに削りとってしまうと、その後の長期的なデメリットはとりかえしのつかないデメリットになる。そういう医学生、医者をぼくは日本でとてもたくさん見てきた。

「わからない」をベースにして長期的に勉強できる子供たちを育てる。そのような勉強力は短期的にパフォーマンスを評価できない。

だが、アルバート・アインシュタインも山中伸弥も大村智もスティーブ・ジョブズも現実の存在である。評価もまた手段である。目的ではない。評価を妥当に行うために子供たちの成長を後回しにするなど、まさに本末転倒であろう。

評価がしにくい、できないような子供のあり方も、長い目で見守ってこその真の意味での教育ではなかろうか。

それこそが主体性の涵養とは言えないだろうか。

おわりに

うちの両親は「勉強しろ」と言ったことがない。あったのかもしれないが、ぼくの記憶にはない。テストの結果をよかった、悪かったと言ったこともない。テストのパフォーマンスでご褒美をもらったことも、お仕置きをされた記憶もない。

ぼくの記憶が間違っている可能性もあるけれど、ぼくの主観の中では、両親はそういう両親だった。

ぼくに関心がないんじゃないかと疑ったこともある。

ぼくが4歳のときに当時2歳の弟が交通事故で亡くなった。うちの家族はそれからしばらく沈滞した状態が続いたのだが、幼いぼくに、両親が自分に関心が低くなったのではないかと思っていた。

なにしろ、他の親は子供の勉強や成績にとても熱心なのに（受験戦争時代でしたから）、うちの両親はまるで無関心に見えたからだ。本当に無関心だったとは思わないが、少なくとも当時の幼く愚かなぼくにはそう感じられた。

今となっては、この両親にとても感謝しなければならないと思っている。子の親となった自分の年齢になり、もちろん親が子供に無関心なわけはないことはわかる。そして親になってみて思うと、「ああしろ、こうしろ」と言わない教育って本当に難しい。そして本当に貴重である。

本書に書かれていることは、昔から人々が語っていたことのパラフレーズにすぎない。それは孔子が語った「如何せん、如何せんと曰はざる者は、吾之を如何ともすること末きのみ」のパラフレーズだ。ぼくはこれを小林秀雄の講演録で知った。極言すれば、本書にぼくのオリジナリティーは皆無である。

しかし、現在の日本社会を観察すると、また医学界の現状を顧みると、未だに先人の教えは十分に伝わっていないように思う。ぼくが先人と同じような言葉を使うことにもそれなりに意味があることと思う。

本書を読んで多くの医者は憤慨するであろう。彼らの多くの過去の成果や現在のあり方を場合によっては全否定しているからだ。

しかし「なんだ貴様」と憤慨するのではなく、「言われてみればそういうこともあるかもなあ」と思い返してこそ、その医者の知性は保証されるのだ。本書を読んで憤慨した時点で、語るに落ちているのである。

そういう意味では本書はトリッキーに構成されており、それを書いたぼくは、わりと小狡い。

いずれにしても、手段ではなく目的として勉強すること。質問すること。好奇心を保ち続けること。これだけでもみなさんの勉強のあり方はずいぶん変わると思う。背伸びして、無理して有名な大学医学部に進学する必要はない。身の丈にあった医学部に行けばよい。医学部に行かなくても、それはそれでよい。一意的な価値観などつまらない。いろんな人がいるから人生も社会も楽しいのだ。もちろん、あなたが非常に優秀で「身の丈に」あった進路が東大医学部だったり、コロンビア大学だったりするのは、なおのことよい。本書の意図は偏差値の高い医学部を目指すな、ではないのだから。それを目的にしなければ。

みなさんの学びが豊かで楽しいものでありますように。

2017年8月

猛暑の神戸より　岩田健太郎

著者略歴

神戸大学大学院医学研究科感染症内科教授。1971 年島根県生まれ。1997 年島根医科大学（現・島根大学）卒業、沖縄県立中部病院、ニューヨーク市セントルークス・ルーズベルト病院、同市ベスイスラエル・メディカルセンター、北京インターナショナル SOS クリニックを経て 2004 年より千葉県の亀田総合病院の総合診療・感染症科部長などを歴任、2008 年より現職。2017 年より感染症総合誌『J-IDEO』編集主幹。著書、論文多数。

『抗菌薬の考え方、使い方 ver.3』（中外医学社）
『目からウロコ！ 外科医のための感染症のみかた、考えかた』（中外医学社）
『ワクチンは怖くない』（光文社新書）
『感染症医が教える性の話』（ちくまプリマー新書）ほか

医学部《いがくぶ》に行《い》きたいあなた、
医学生《いがくせい》のあなた、
そしてその親《おや》が読《よ》むべき勉強《べんきょう》の方法《ほうほう》 ©

発　行　2017 年 10 月 1 日　1 版 1 刷
　　　　2017 年 12 月 1 日　1 版 2 刷

著　者　岩《いわ》 田《た》 健《けん》 太《た》 郎《ろう》

発行者　株式会社　中外医学社
　　　　代表取締役　青 木　滋

〒162-0805　東京都新宿区矢来町 62
電　話　(03)3268-2701(代)
振替口座　00190-1-98814 番

印刷・製本/三和印刷(株)　<HI・HU>
ISBN978-4-498-04854-6　Printed in Japan